知らない

添加」のカラクリ

西島基弘

青春新書
INTELLIGENCE

はじめに

近年、「無添加」という言葉をよく目にするようになりました。スーパーやコンビニなどでは、「保存料・合成着色料無添加」「食品添加物は一切使用していません」と謳《うた》った飲料や食品を見かけます。

こんな言葉がついていると、「体によさそう！」と、つい買ってしまいませんか。

ところが、消費者のみなさんが、「体に悪そうだ」「なるべく口にしたくないな」と思っている食品添加物、それと同じ物質（成分）が健康食品やサプリメントの主成分として使われていることをご存じでしょうか。

たとえば、酸化防止剤の「トコフェロール」は、サプリメントや健康食品として使うと「ビタミンE」と呼ばれ、同じく人気のサプリメントである「ビタミンB_2」は、黄色の着色料として用いると添加物「リボフラビン」に変わります。

食品添加物は体に悪いと敬遠し、「無添加」にこだわる一方で、同じ物質のサプリメントに健康投資するというのは矛盾してはいないでしょうか。

また、「保存料不使用」と表示された弁当や惣菜などは〝安心〟と思う方も多いでしょう。

しかし、実は「保存料ゼロ」の代わりに、保存性を高める別の添加物が使われています。うまみ成分として知られる「グリシン」や、食品の変質・変色を防ぐ「ｐＨ《ペーハー》調整剤」などは、菌の増殖を抑え、日持ちをよくする効果がありますが、「保存料」と書く必要はないからです。

「保存料」と聞くだけでイヤがる消費者心理を利用し、同じ「保存目的」の添加物を使っているのに「〝保存料〟は使っていませんよ。だからこの食品は安全ですよ！」と印象づけているわけです。

そのほか、もともと保存料を使う必要がない飲料や食品に、わざわざ「保存料無添加」と表示している例も少なからずあります。ウソではありませんが、〝当たり前〟のことを強調して「無添加」を標榜するというのは不思議に思えてなりません。

こうした食品の表示や売り文句に関する誤解は多々あります。

たとえば、「糖質ゼロと糖類ゼロでは、どちらが糖分が少ないか」「カロリーオフとカロリーゼロでは、どちらが低カロリーか」答えられますか？（答えは本文でご紹介します）。

このような疑問にもわかりやすくお答えしていきます。

私は東京都立衛生研究所（現・東京都健康安全研究センター）に38年間勤務し、食品の安全性にかかわる調査・研究を行ってきました。

本書では、こうした「食の安全」を守る最前線の立場から見た「誤解の多い食品のカラクリ」、そして世間に氾濫《はんらん》する食の情報に振り回されない正しい知識と科学に基づいた正確な情報を多数紹介しました。より豊かで健康な食生活を送るためにお役立ていただければ幸甚です。

西島　基弘

目次

第2章

「砂糖不使用」、実は糖分たっぷり
――気になる「食品表示」には誤解がいっぱい

第3章

「食品添加物」の舞台裏
――基準値の決め方から製造方法まで

第4章

科学的に正しい「食の安全」と「健康」を考える

──賢い消費者になるために知っておきたいこと

編集協力　会田次子
本文ＤＴＰ　センターメディア

第1章

「無添加」にはカラクリがある

——「体にいい食品・悪い食品」の意外な真実

もともと使わないのが当たり前なのに「保存料・着色料無添加」を強調！

最近、コンビニなどで売られている商品には「保存料・合成着色料無添加」と書かれたものが増えています。

そう銘打たれた商品には、たしかに保存料も合成着色料も入っていません。

しかし問題なのは、**もともと商品に入れることを許可されていなかったり、入れる必要がなかったりするものでも「無添加」と書かれている場合がある**ことです。つまり、当たり前のことがわざわざ強調されている――メーカー側が「無添加」の消費者受けのよさを狙って表示しているということです。

また、「保存料・合成着色料無添加」という表示だけを見ると、消費者は食品添加物を使っていないのだな、と思いがちです。

しかし実際は、保存料ほどではないけれど菌の増殖を抑える静菌効果があって、**保存料**

としての表示が不要な「日持ち向上剤」を代役に使っている例も見られます。

合成着色料無添加という表示も、タール色素を使っていないという意味にすぎません。天然の動植物由来のものもあります。「無添加」という表示が、意味をなしていないのです。

コンビニの商品以外でも、**「保存料無添加」と謳《うた》っているアルコール飲料があります。もともと菌の繁殖を抑える効果があるアルコールには保存料を使う必要がなく、**したがって、これまでも使われていなかったにもかかわらず、無添加を売りにしているのです。

寿司店でも「無添加」を売りにしているところがありますが、**そもそもネタやシャリに保存料や着色料など入れるはずがありません。**醤油には食品添加物が許可されていますが、少なくとも30年ほど前からは使われていないはずです。きっとサビ抜きの寿司しか出さない店なんだな、と皮肉の一つもいいたくなってしまいます。

さて、「無添加」手法を最初に打ち出したのは、ある大手コンビニです。

以前、とあるシンポジウムで基調講演をし、そのあとに行われた食品安全委員会の委員長ら食品関係者とのディスカッションで、私は同じ壇上にいた同コンビニの重役にこう尋ねました。

「御社はとてもいい会社だと思うけれど、どうして保存料や着色料を使わないとコマーシャルするのですか？」

するとと重役の方はこう答えました。

「私どもは厚生労働省が許可している食品添加物について、毒性があるとか悪いとかいったことはひと言も申しておりません。お客様が合成保存料、着色料無添加という商品を求めているから製造し、宣伝しているのです」

私はこの言葉は非常に巧妙だと思いました。消費者が「無添加」と表示された商品を手に取ったとします。たとえそれが、無添加なのが当然で表示する必要がない商品だったとしても、消費者にはそんなことはわかりません。

無添加表示を見て、「悪いものを使っていないから安心だ」と思って買うわけです。そうするうちに、無添加と書かれていない商品はすべて「怖い添加物がいっぱいで体に悪いのでは？」と思って避けるようになるかもしれません。

そもそも保存料は悪いものではありません。保存料は防腐剤と呼ばれることもありますが、「腐らせない＝毒性が強い」のではなく、むしろ毒性は低いことがわかっています。

食品に含まれる微生物やカビの繁殖を制御したり衛生面で非常に大切な役割を担っています。

合成着色料も、むやみに怖がる必要はありません。「質の悪い材料に色をつけてごまかしているのではないか」と思う人がいるかもしれませんが、粗悪な原材料の加工や製造を目的に食品添加物を使用することは許可されていないからです。

「保存料・合成着色料無添加」という売り文句は、食品添加物は何となく怖い、できれば避けたいと思っている人の感情を逆手にとったものだといわざるを得ません。

このような宣伝のしかたによって、すべての食品添加物が危ないと消費者に誤解されてしまいます。安全性を大前提として、厳密な基準のもとに添加物を使用するからこそ、おいしい食品をつくることができ、食中毒も防げるのです。企業側も消費者に誤解を与えるような宣伝のしかたは自粛しないと、あとになって自分たちの首を絞めることになるのではないでしょうか。

「保存料ゼロ」の代わりに、保存目的の添加物が！

「保存料・合成着色料無添加」という宣伝文句が意味をなしていないことをお話ししましたが、大手コンビニがそのキャッチフレーズを打ち出した頃、私は実際に売り場に行って商品の成分表示をチェックしてみたことがあります。

おにぎりを手に取って表示を見たところ、保存料の代表格であるソルビン酸はたしかに記載がありませんでした。

では、どうやって保存性を維持しているのだろうとよく見てみると、「グリシン」という文字があります。

私はなるほどと思いました。これが前項でも挙げた「日持ち向上剤」です。以前、保存料ソルビン酸と、日持ち向上剤グリシンの食品保存効果を実験したことがありますが、グリシンはソルビン酸に近い静菌作用を持っていました。

グリシンはアミノ酸の一種で、食品添加物としての分類上は、栄養強化剤と調味料です。だから**保存料の用途で使っていても、成分表示に保存料と書く必要がありません。**保存料目的の食品添加物を入れておきながら、保存料と記載しないでいいため「保存料無添加」と書くわけです。

昨今、食品全般的に塩分や糖分を低減したものが増えたので、その保存性は低下しています。食中毒は企業にとって最も怖い事故ですから、絶対に起こすわけにいきません。となれば、保存料を入れない場合、それに代わる日持ち向上剤などを入れるのは当然でしょう。問題は、そのことを消費者に目隠しして販売していることです。

ここで保存料について少し説明しましょう。安息香酸及び同ナトリウム、ソルビン酸及び同カリウム塩をはじめ、合計14品目が保存料として許可されており、使用対象の食品と使用量が厳密に決められています。このなかで最も多く使われているのが「ソルビン酸」です。

これは世界的に使用されている食品添加物です。ほかの添加物のことは知らなくてもソルビン酸だけは知っているという人も多く、嫌われることもあるようですが、非常に広範囲の菌や食中毒菌やカビにも効くいい保存料です。

ソルビン酸は普段私たちが食べている脂肪酸の一種であり、食用植物油の主成分の不飽和脂肪酸の兄弟分です。飽和脂肪酸は弱い静菌作用がありますが、不飽和脂肪酸はそれよりも強い静菌作用があります。化学構造式にすると、ソルビン酸は短い不飽和脂肪酸で、無味無臭で食品に使用しやすい特長があります。

私はソルビン酸と、コンビニ食品にソルビン酸の代わりに使われていたグリシンのＬＤ50（動物実験で半数が致死する量。毒性の強さを表す）の比較をした試験結果も見たことがありますが、ほぼ同じでした。

ソルビン酸の代替としてグリシンが使われたというと、ソルビン酸は怖い食品添加物なのかと思う人もいるかもしれませんが、決してそんなことはありません。けれども売る側は、

「わが社は消費者の皆さんのために、安全性に気を配っています」

とアピールするために、どこも悪い点がない保存料を悪者に仕立てています。

「保存料・合成着色料無添加」というコマーシャルが流されるようになって以来、私は消

費者の方々に事実を伝えるため、そのカラクリを講演でお話ししてきました。するといつの間にか大手コンビニチェーンはグリシンも使わなくなりました。いまはｐＨ調整剤という食品添加物を使っています。

ｐＨ調整剤は食品の酸性とアルカリ性の度合いを調整して菌の増殖を抑えるために使われます。そして保存料としての目的で使っても、表示に保存料と明記する義務はありません。**保存料ソルビン酸の代わりに日持ち向上剤のグリシンを使ったのと同じ手法**ですね。

こういった表示のカラクリは、最近では大手コンビニだけでなく、ほかの食品メーカーなども追従しています。

「黄色の着色料」は、サプリメントとして使うとビタミンB_2

ビタミンは体にいいものだからたくさん摂りたいと、野菜をたっぷり食べるようにしたり、不足していそうなビタミンをサプリメントで補っている人はたくさんいます。

食生活に気を配っている人のなかには、

「食品添加物は怖いから摂りたくない」

と考える人が少なくありませんが、実は**ビタミンも食品添加物として許可されていて、広く一般的に使われています。**

たとえば、お茶のペットボトルの「原材料名」に「緑茶、ビタミンC」とあります。ビタミンCが豊富な緑茶になぜビタミンCを添加するのかと不思議に思ったことはありませんか？　これは「酸化防止剤」として添加されています。

「トコフェロール」という食品添加物はビタミンEです。油脂などの酸化を防ぎ、保存性をよくするための酸化防止剤として許可されています。サプリメントとしても添加物としても、ビタミンEは使われているのです。

同じく食品添加物の「チアミン塩酸塩」はビタミンB_1のことです。栄養強化剤として許可され、醤油、乳製品、マーガリン、お菓子などに広く添加されています。

また、**「リボフラビン」はビタミンB_2で、食品添加物としては黄色の着色料**の役目を果たします。

ご存じの通り、市販の栄養剤にはビタミンB_1を購入すると黄色のものが多いのですが、B_1は本来無色です。ビタミンB_1剤を飲む（摂取する）と尿が黄色になりますが、いずれもB_2の色です。

かぼちゃやにんじんなどに含まれ、代謝により人の体内でビタミンAとして働く「β《ベータ》カロテン」は、添加物としては食品を黄色や橙《だいだい》色に染める着色料のほか、栄養強化剤としても許可されています。これもまた、サプリメントとして市場に出回っている成分です。

食品添加物は、厳しい規格試験をクリアしたものでなければ使ってはいけないというとても高い垣根を設けており、ビタミンならばフリーパスで食品添加物として使えるなどということはありません。

さまざまな動物試験を繰り返して安全性を確認し、厚生労働省の許可を得た物質だけが食品添加物として使用可能となります。

ビタミン以外のなじみ深い物質で、食品添加物として許可されているものには、鉄や亜鉛（グルコン酸亜鉛）、銅（グルコン酸銅）があります。

これらは栄養強化剤として、赤ちゃんの粉ミルクにも入っています。いずれも母乳代替品には少々不足している成分であり、意識的に添加することで赤ちゃんの成長を正常に持っていく効果があります。

食品添加物を使っていないのに検出された!?

こんな例もあります。以前、ある業者さんが泣きついてこられました。

「うちのグアバジュースには絶対に**食品添加物を使っていないのに、検疫所で添加物が検出された**といわれたんです」

検査してみると、検疫所と同じ食品添加物が検出されました。量も同じ結果です。私はその業者さんに元のグアバ果実を持ってきてもらい、再度検査してみました。すると、そのものが多く検出されました。グアバの実に、なぜ食品添加物と同じ物質が含まれていたのでしょう。

その物質は「安息香酸」といいます。化学的合成品である安息香酸ナトリウムが食品添加物として許可されており、安息香酸として醤油、清涼飲料水、シロップに1kgあたり0・6g、お菓子を作るときの果実ペーストや果汁などに1gまで許可されています。そのほかの食品には許可されていません。

実は、この**安息香酸は、梅や杏《あんず》などのバラ科の植物や、熱帯産果実のグアバなど、多くの農産物に元来含まれているのです。**検疫所でグアバジュースから、そして私たちの研究所でグアバの実から安息香酸が検出されたのは、これが理由です。

通常、グアバジュースには１kgあたり約０・１５g、グアバの実には約０・５gも含まれており、この量は、**保存を目的に添加する安息香酸ナトリウムの量に匹敵します。**私たちはこの検査結果をすぐに検疫所に報告し、先の業者さんは事なきを得ました。

同じ物質なら、自然界のものでも、化学的合成品でも、そして食品添加物でも、同じものは体に入ればまったく同じ作用をします。

元来食品成分として含まれている天然の成分だから体によくて、化学的合成品だから体に悪さをするということはありません。

食用油の製造過程で除去される成分が、あの人気サプリメントに

サラダ油のラベルを見ると、「なたね油と大豆油の混合」「紅花油《べにばな》」などとあります。大豆油を例にとって基本的な油の製法を説明しましょう。硬い乾燥大豆をきな粉のような粉にして圧縮する。これだけです。

しかし、この方法で製造した油が市場に出回ったとしたら、一本何千円も払わなければ買えないでしょう。ところが、市販されている油は、とても買いやすい価格設定です。

それはなぜかというと、製法に関係があります。大豆を蒸して潰し、そこにヘキサンという揮発性の液体を加えて濾過《ろか》すると、大豆の油を含んだヘキサンを濾過することにより簡単に分けられます。

濾過されたヘキサンは、減圧下で加温すると簡単に揮発してしまいます。残ったものが大豆油です。ここからよけいな色や臭いを抜き、きれいにしたものが市販されるのです。

油の製造に役立つヘキサンは製造過程で完全になくなり、でき上がった油には残らないにもかかわらず、抽出用剤として食品添加物に指定されています。

粗悪なヘキサンを使うと不純物が油に移行する可能性があるので、食品添加物に指定して安全性が確認されたヘキサンを使うよう決められています。完成した製品にヘキサンはまったく含まれないので、商品のラベルへの表示は免除されています。

ところで、**でき上がった大豆油には多くのビタミンEが含まれていますが、そのかなりの部分が除去されている**のをご存じでしょうか。

前に述べたように、「ビタミンE」は学名を「トコフェロール」といい、脂溶性ビタミンの一つです。抗酸化作用により、体の中の脂質の酸化を防止して体を守ります。細胞膜の酸化による老化、ＬＤＬコレステロールの酸化による動脈硬化なども防ぎ、老化や生活習慣病に関係する病気を予防することが期待されており、サプリメントで摂っている人も多くいます。

こんなに役に立つのなら、植物油に含まれるビタミンEを除去する必要はなさそうに思えますが、実はビタミンEをそのままにしておくと油からイヤな臭いがしてくるので除去しているのです。

植物油から除去したビタミンEは、昔は捨てていましたが、現在はサプリメントの原材料として活用されるようになり、ビタミンEのサプリメントは結構な高値で販売されています。もともと捨てていたものなのに、いまでは油よりも高くなってしまったのは何とも不思議な話です。

どんな栄養素でもただたくさん摂ればいいというわけではありません。ビタミンというといくら摂ってもいいと思うかもしれませんが、ビタミンEのほか、ビタミンAやDなど油溶性の物質は蓄積もしやすいため、過剰摂取の弊害が起こりやすいことが知られています。油溶性の物質でなくてもサプリメントを摂る際は、規定量を超えて飲みすぎないように気をつけましょう。

「天然」の添加物だから安心？

同じ着色料でも、ラベル表示に「食用赤色2号」と書かれていると不安になり、「クチナシ色素」と書いてあると安心しませんか？

それはなぜでしょう。前者は化学物質のイメージで、後者は身近な植物に由来する天然のものと思うからでしょう。

昨今の健康志向の高まりにより、「自然」「天然」といった言葉が食品のキャッチフレーズとして使われて人気を呼んでいます。食品添加物も天然の植物などからできたもののほうが安全な印象なのでしょうが、実は天然由来指定添加物にも毒性がまだ完全に調べられていないものもあります。昔から長い間にわたって食してきたものだから大丈夫であろう、ということで利用されているものもあります。

天然由来の食品添加物がすべて指定添加物と同じように安全とはいいきれないことを、

ずいぶん前から指摘してきました。

添加物は、厚生労働省により安全性の確認試験が行われています。そのなかで、セイヨウアカネという植物の根を原料とする「アカネ色素」という着色料が、動物実験によりわずかに発がん性があるとわかり、既存添加物リストがはずされました。いまは天然由来の食品添加物についても安全性試験が重ねられています。

さて、先ほど例に挙げた「食用赤色2号」はタール色素という、いわゆる化学的に合成された着色料ですが、消費者の印象があまりよくないため、食品メーカーでは、着色料を天然由来の色素に替える傾向があります。

ところが両者を比べると、明らかに天然の着色料のほうがコスト高です。余分にかかるコストは、メーカーが製造費として負担しているのか、消費者が支払う価格で負担しているのかわかりません。私としては、いずれも「安全」と思いますが、**毒性的に天然のほうが安全だから使用するということは意味がありません。**

合成着色料であるタール色素の利点は、第一に、天然色素に比べて少量で思った通りの色に染まること、第二に純粋な物質であること、第三に色の安定性がよいことなどが挙げられます。そして、厳しい安全性試験により、いくつも確認されて使用が許可されているものです。

一方、**天然の原料は、全体に対する主成分の割合が非常に少なく、同じ色に染めるには多くの量を使わなければなりません。**

私たちが食べる自然の食物も、すべてが無毒ではありません。たとえばじゃがいもやトマトの未熟なものには有毒成分が含まれており、フグやキノコの毒も広く一般的に知られています。極端なことをいえば、大麻やモルヒネといった麻薬だって、原料はどちらも天然の植物です。

「天然の食品添加物だから絶対に安心」

「化学的に合成した食品添加物は、とにかく危ないから避けたい」

といったステレオタイプの考え方からは、そろそろ卒業すべきときではないでしょうか。

「醸造酢」なら体によくて、「合成酢」は体に悪い？

ここに酢が二つあるとします。一つは合成酢、もう一つは穀物や果実を酢酸発酵させた酢。一つを選ぶとしたら、あなたはどちらがよいですか？

「もちろん、後者だよ。食べものはなるべく自然なものがいいからね」

私はいままで多くの方にこの質問をしてきましたが、こう答える方がほとんどでした。

しかし、完成までの過程は異なっていても、でき上がったものは同一という例はいくらでもあります。「同じものは同じ」です。でも、このことは、なかなかご理解いただけません。

例を挙げて説明しましょう。醸造酢と合成酢が売られていたら醸造酢を選ぶ、という方は多いと思いますが、両方とも、おもな成分は酢酸と水です。**酢酸自体は、合成だろうと醸造だろうと、体に入ったあとはまったく同じ作用をします。**

「味は違うぞ。醸造酢はまろやかだけど、合成酢は舌にピリピリくるじゃないか」

という意見もあります。

たしかに、口に入れたときの印象はその通りです。醸造酢は酢酸以外に多くの微量成分を含んでいるので、舌への直接的な刺激が弱いように感じます。ですから、まろやかな味わいや美味《おい》しさで醸造酢を選ぶことは間違いではありません。

しかし、「醸造酢の酢は体によくて、合成酢の酢は体に悪い」と思っているのなら、それは誤りです。酢酸自体はどちらも同じものなのですから。

第2章

「砂糖不使用」、実は糖分たっぷり

――気になる「食品表示」には誤解がいっぱい

「糖質ゼロ」と「糖類ゼロ」、どちらが糖分が少ないか

「糖質制限ダイエット」が話題になっていることもあり、最近は「糖質」に消費者の関心が集まっています。

「糖質って、ご飯とかパンみたいな炭水化物のことでしょう?」

「いや、砂糖だって入るだろう」

よく目にする割には、糖質って何? と聞かれると迷ってしまいます。

さらに最近は食品や飲料に「微糖」「低糖」「無糖」「糖類ゼロ」「糖質ゼロ」「砂糖ゼロ」「ノンシュガー」「シュガーレス」といった表記がなされていて、いったいどれを選んだらいいのかわからなくなった経験のある方も多いでしょう。

糖質が含まれるおもな食品は、主食のご飯やパン、じゃがいもやさつまいもといったいも類、お菓子や果物などです。糖質を摂取すると体の中でブドウ糖などに分解され、体を

動かすエネルギー源として使われますが、摂りすぎて余った分は、インスリンというホルモンによって脂肪に変化し、体に蓄えられます。

いまや多くの人がメタボリックシンドロームを気にしていますが、余分な体脂肪の多くは糖質の摂りすぎで身につくといえます。だからこそ、先ほどの微糖や低糖などと表示された飲料などが増えてみんなの関心の的となっているのでしょう。

混同されやすいので図式化すると、

炭水化物＞《大なり》糖質＞糖類

糖質＝糖類＋多糖類＋糖アルコール類（キシリトールなど）＋高甘味度甘味料（サッカリンなど）

糖類＝単糖類（ぶどう糖、果糖など）＋二糖類（砂糖、乳糖など）

よって「糖類」は「糖質」の一部であり、**「糖質ゼロ」と「糖類ゼロ」では、「糖質ゼロ」のほうが糖分が少ない**といえます。

「砂糖ゼロ」は、糖類の一部に分類される「砂糖」が入っていないということなので、さらに限定的な意味合いです。

砂糖ゼロでも、果糖や蜂蜜、オリゴ糖などが入っている場合があるからです。ちなみに「シュガー」は糖類と同じ意味で使われています。

ということで、これらの表示のなかで一番含まれる糖分が少ないのは、原則的には「糖質ゼロ」です。以下「糖類ゼロ」「ノンシュガー」「シュガーレス」「砂糖ゼロ」と続きます。

健康増進法の栄養表示基準により、このように定められているのです。

では、「微糖」や「低糖」「無糖」はどうでしょう? これも栄養表示基準で決まっています。

食品の糖分に関する表示で、「無」「ゼロ」「ノン」「レス」「フリー」と表記できるのは、糖類が100gあたり2・5g未満の場合で、「微」や「低」と表記できるのは、100gあたり5g以下の場合となります。飲料の場合は、100㎖あたり2・5g以下の場合です。

以上の決まりごとから、**「無糖」や「ノンシュガー」と表示があっても、実際には糖分が入っている**場合があることがわかります。

また、「微糖」と「低糖」に糖分量の違いはなく、あくまでメーカー側の意向でどう表示するかが選ばれています。これも意外な事実といえるでしょう。

なお、糖分の表示では、ほかの商品と比較して成分の量や割合が「多い」「少ない」ことを示す「相対表示」を採用している場合があります。「**糖分○%オフ（当社従来品と比較）**」といった表示がこれに該当しますが、多い、少ないを決める量や割合は、やはり栄養表示基準で決まっています。

相対表示は、あくまで比較対象となる商品と比べて成分が多いか少ないかを示しており、先ほどお話しした「１００ｇあたり２・５ｇ未満」「１００ｇあたり５ｇ以下」といった基準値にのっとった表示とは異なるやり方です。

糖分の表示には、このようにさまざまな要素が加わることがあります。もし厳密に選びたいときは、パッケージ裏面にある「栄養成分表示」を見て糖類の量を比べ、売り場にあるなかで最も少ない値の商品を購入するとよいでしょう。前述の「糖質ゼロ」の表示を目安とするのも一手です。

しかし、お米・パン・うどんなどの炭水化物を食べながら、これら飲料に含まれる微量の糖だけに気を遣うのはいかがなものでしょうか。

「カロリーゼロ」のドリンクなら、飲んでも太らないのか

「カロリーオフ」「カロリーゼロ」と表示された食品や飲料は、そうでないものよりもダイエットによさそう、体にもいいのでは？　という印象があります。とくに「カロリーゼロ」と聞けば、「この製品にはカロリーがないんだな」と思うでしょう。

意外に思う方は多いでしょうが、「カロリーゼロ」と表示された商品でも、必ずしもカロリーがないとはいえません。実は法律上、**100㎖中5㎉未満であれば、「カロリーゼロ」という表示ができる**ことになっているのです。

理由をご説明しましょう。

食品や飲料のこうした表示には、健康増進法の栄養表示基準に基づく栄養成分表示で定められた内容や表示方法に従って行う、という規定があります。

とりわけ、私たちの栄養摂取状況から見て、摂りすぎになることが懸念されている栄養

成分（カロリー、ナトリウム、糖質、脂質など）については、定められた基準値を満たせば、「オフ」「ひかえめ」など、成分が少ないことを意味する表示をしてよいということになっています。

栄養成分表示においては、以上の表現をする場合、３種類の書き方ができます。

①「含まない」ことを強調する
１００ｇ（１００㎖）中５㎉以下→**無、ゼロ、ノン、レス**

②「低い」ことを強調する
１００ｇ中40㎉以下→**低、ひかえめ、小、ライト、ダイエット、オフ**

③ほかの商品と比較して、栄養成分等の量が少ないことを表示する
指定された栄養素が②の「低い」と同じ基準値以下であれば表示可能。ただし、「当社比マイナス○%」などはメーカー独自の表記。

では、「含まない」「低い」旨を表示できる基準値は、具体的にどれくらいなのでしょうか。

カロリーにおいては、「無、ゼロ、ノン、レス」という「含まない」旨の表示ができるのは食品100g・飲料100㎖あたり5㎉未満です。

「低、ひかえめ、小、ライト、ダイエット、オフ」という「低い」旨の表示ができるのは、食品なら100gあたり40㎉未満、飲料なら100㎖あたり20㎉未満となります。

この基準値によると、実際のカロリーの値が「0」でなくても「カロリーゼロ」という表示ができるというわけです。私たちはゼロやノンといわれれば「何もない」、つまり「0」であるという印象を持ちますから、何だか不思議に思えますね。

ここで注意したいのは、基準値の元になる食品・飲料の量が、「100g」「100㎖」であることです。

たとえば「**カロリーオフ」と表示された500㎖のペットボトル飲料ならば、単純計算すれば100㎉**に限りなく近いカロリーを持っている可能性がありますから、一日3本飲んだとすれば約300㎉。ハンバーガー1個分に相当する結構なカロリーを、飲み物だけで摂取してしまうことになるのです。

同じく５００㎖のペットボトル飲料で「カロリーゼロ」と表示されたものならば、１本あたり25㎉未満ですから、３本で75㎉未満となり、「カロリーオフ」表示の飲み物より安心といえるかもしれません。

飲料でたくさんのカロリーを摂りたくないと考えるのなら、「低、ひかえめ、小、ライト、ダイエット、オフ」より「無、ゼロ、ノン、レス」と表示された商品を選ぶほうがよいとはいえますが、私がダイエットするなら、ペットボトル飲料はミネラルウォーターを選びます。これならカロリーは確実に「０」となるからです。

しかし、ご飯、パン、うどんなどの炭水化物を食べながら飲料に含まれるごくわずかな糖にこだわるのは、通院している糖尿病患者さん以外ではどれだけ意味があるのでしょうか。

「厚生労働省認可」と、その健康食品の本当の効果

巷《ちまた》ではたくさんの健康食品が売られています。これら健康食品にも、食品添加物が使用されることが多々あります。

栄養強化剤の食品添加物として許可されているビタミンやミネラルなど、その種類は多岐にわたりますが、厚生労働省が許可した添加物ですから、製造会社も安心して使っているのでしょう。ここまでは何の問題もない話です。

ところが、この場合、製造会社によってはパッケージに「厚生労働省認可」と記載をする場合があり、消費者の誤解を招いています。

「厚生労働省が許可した『食品添加物』を使用している」だけなのに、消費者が見れば、その健康食品自体の効果・効能を厚生労働省が認めたように受け取れるのです。

食品衛生法では、食品とは医薬品を除き、食べたり飲んだりするものすべてを指します。

そのうち、健康増進法という法律に基づいて国が定めた安全性や有効性の基準を満たした食品は、「特定保健用食品（トクホ）」、または「栄養機能食品」と表示できることになっています。

しかし、それ以外のいわゆる健康食品は成分や働き、安全性が公的に認められていないものであり、すべて一般食品となります。

つまり健康増進に役立つとして販売・利用されている健康食品やサプリメントでも、トクホや栄養機能食品であると国が認めていないのならば、あくまでも一般食品だということです。

安全性試験や製造・販売の許可なども一切義務づけられていないため、一般食品は、基本的に効能や効果を謳ってはいけないと法律で定められています。

しかし実際には科学的根拠もないのに「○○さんが食べたら優れた効果があった」と宣伝したり、前述のように、その商品の効果自体には何の許可も出ていないのに、「厚生労働省認可」という売り文句で販売されたりするケースが後を絶たず、このような健康食品を過剰に摂ることで、健康になるどころか体への悪影響が発生した例もあります。

健康食品の多くは、行政機関が店頭で抜き取り検査をして問題を見つけない限り、実際に健康被害が起きるまで検査されることはありません。健康食品が原因となる健康被害は、初期段階では因果関係の特定が難しく、重篤な症状が表れるまでわからない場合が多いものです。

また、普段私たちがよく口にする食材を使っている商品でも、加工法や成分の含有量によっては体に害を引き起こすことがあり、有害な商品の特定が難しいことがあったりもします。

さらに、健康食品の名をかたり、医薬品成分を無断で添加した商品も出回っていたことがあります。そんなものが体にいいわけがなく、これまでにも重大な健康被害を起こしたことがありました。

テレビや雑誌、インターネットなどの各種メディアには、よく個人の体験談で、「10kg痩せた!」「がんが治った!」「長年の不調が改善!」といったものが載せられていますが、これも真偽のほどは定かでなく、個人差も大きく、科学に基づいた有効性を証明するものはほとんどありません。

安全性や有効性の確認試験が義務づけられていない一般食品としての健康食品は、パッケージ等にいくら体験談による効果が謳われていようとも、その科学的根拠は不明であるものがあることを肝に銘じてください。大切な体を壊してしまってからでは遅いのです。

「コラーゲン入り」で肌にどれだけ効果があるか

コラーゲンを含む食品やサプリメントが、女性を中心に人気を集めています。コラーゲンはたんぱく質の一種で、いくつかの型に分類されます。

そのパッケージや広告には、「みずみずしい肌を保つ」「関節の痛みを和らげる」といった表現がなされ、多くの人が魅力を感じて買っているようです。

コラーゲンは皮膚、内臓、腱、血管、骨、歯など、人体のほとんどの組織に分布している、繊維状のとても丈夫で大切なたんぱく質です。アミノ酸の高分子物質といっていいと思います。体を構成する重要な物質ですから、存在意義は非常に大きいといえますが、それを食品として摂取することの意義については未解明の部分が多くあります。

実は、食べたコラーゲンが、そのまま体の各部のコラーゲンになるわけではありません。**口から摂取したコラーゲンは分子が大きいため、そのままでは体内に吸収されません。**最近ではコラーゲンペプチドという、コラーゲンの分解物が配合された商品もあり、コラーゲンより吸収がよいとする説もありますが、科学的に十分な証明がされているとはいえません。

たんぱく質はアミノ酸に分解されて小腸から吸収され、体内で再びたんぱく質合成の材料になります。コラーゲンもたんぱく質ですから、吸収のしくみは同じです。

しかし、元がコラーゲンだったアミノ酸だからといって、構成するアミノ酸が体に入ってコラーゲンになるかというと、材料になるかと思いますが、そううまくはいかないと思います。

つまり、食べたコラーゲンがコラーゲンになるとの証明はされていません。コラーゲンを含む食品に期待するなら、試しに1週間をめどに摂ってみてはいかがでしょうか。効果がなければやめ、何らかのメリットを感じるなら続ければいいでしょう。

では、化粧品として肌に直接塗った場合はどうでしょうか。

コラーゲンは皮膚に多く存在し、紫外線などによって発生する活性酸素により、質や量の低下が起こります。また、加齢によって皮膚の細胞合成力が低下するため、分解量が合成量を上回って、シワやシミなど皮膚の状態の変化につながります。おもに女性が気にする肌の老化にはコラーゲンが関係しているといえるでしょう。

ところが、前述の理由により、**コラーゲンは皮膚からも直接吸収されません。**よって、化粧品を塗ることで肌の状態を根本的に改善することはできません。コラーゲン入りの化粧品を塗るとお肌がツルツルになるという人がいますが、それはコラーゲンや、そのほか化粧品に含まれる物質の保湿効果によるものです。

コラーゲンを含む化粧品を外側から塗ることによって、皮膚表面の水分量を保ったり、外部の刺激から皮膚を守ることは可能です。しかし、それは皮膚の細胞が作り出して自らの組織に組み込んだコラーゲンの代わりにはならないということです。

ところで、私たちは**無意識のうちに食べものからコラーゲンを摂っている**ことをご存じでしょうか。コラーゲンを含む食品で代表的なのは鶏の手羽先や皮、牛すじ肉などの肉類、鮭《さけ》、うなぎなどの魚類、お菓子の材料にもなるゼラチンなどです。

これらがそのまま体内のコラーゲンになるわけではありませんが、たんぱく質を豊富に含んでいますし、コラーゲンの材料を補給することができます。

「レモン○個分のビタミンC」のイメージ戦略

ビタミンCは、美容と健康によさそうというイメージで人気があります。果物や野菜に多く含まれることが知られており、サプリメントで摂っている人も多いでしょう。最近では、高濃度のビタミンCの点滴による病気の治療法も登場し、その信頼度は揺るぎないものがあるようです。

最近、店頭で目立つのは、「レモン○個分のビタミンC」と書かれている商品です。「1個にビタミンC３０００mg配合」などと大きな値が書かれたものもあるようですが、ビタミンC摂取の推奨量は成人で１日あたり１００mgとされています。それほど多量に摂る必要はありません。

そもそも摂りすぎたビタミンCは、尿として排出されてしまいます。体にいいだろうと「レモン○個分のビタミンC」を謳った商品を買って食べても、そのほとんどが尿に出ていってしまうのです。何とももったいない話ですね。逆にいえば過剰摂取の心配はないビタミンなので、宣伝文句として「３０００㎎配合」などという大きな値も使えるというわけです。

ところで、ビタミンCを多く含むことのたとえにレモンが使われるのはなぜだと思いますか？

「レモンにはビタミンCが多いからでしょう？」

その通りです。レモン１００ｇに含まれるビタミンCは１００㎎ですから、含有量の多い食品といえます。

農産物は品種や収穫時期によって異なりますが、ブロッコリーには同じく１００ｇ中に１２０㎎、赤ピーマンには１７０㎎のビタミンCが含まれています。ならば「赤ピーマン○個分のビタミンC」と謳った商品があってもよさそうなものですが、いままで見かけたことはありません。

この場合にレモンが選ばれるのは、クエン酸やリンゴ酸が多く含まれるため**酸っぱくて、いかにもビタミンCを多く含んでいそうだからというイメージ戦略です。**

こういっては語弊があるかもしれませんが、戦後、食べるものが満たされ、経済的に余裕が出るに伴い、より健康になりたい、長生きしたい、綺麗になりたいといった欲望が強くなったため、さまざまなキャッチフレーズがついた商品を好む傾向が出てきたような気がします。

もし持病がある人なら、市販の食品に頼らず病院で受診すべきですし、とくに健康上の問題がない人なら、普通の食生活をしていれば、とくに偏食をしないかぎり、特定の栄養素が不足することはありません。

ちなみに、食品添加物として使われる「アスコルビン酸」はビタミンＣのことです。栄養強化剤のほか、酸化防止剤としても使われ、漬け物の変色を防ぐなどの効果があります。

そう多くないのに「レタス○個分の食物せんい」と謳われる理由

「レタス○個分の食物せんい」とパッケージに書かれた健康食品や飲料が登場して長いので、レタスは食物せんいの多い野菜という印象が持たれていますが、実際にはどれぐらいの食物せんいが入っているのかと疑問に思っている人もいるでしょう。

食物せんいとは、食べものの成分のうち、人の消化酵素で消化されにくい成分のことで、水溶性食物せんいと不溶性食物せんいに分けられます。水溶性食物せんいは、その名の通り水に溶けやすい性質を持ち、血糖値やコレステロール値の上昇を抑える働きがあるといわれています。食品では、こんにゃく、寒天、海藻類などに多く含まれており、飲料などに使われるのは、おもにこちらの水溶性食物せんいです。

不溶性食物せんいは水に溶けにくい性質で、便の量を増やしたり、腸を刺激する働きがあります。水溶性食物せんいには、便の水分を保持してスムーズに出しやすくする効果がありますが、便秘により直接的な効果があるのは不溶性食物せんいだといわれています。野菜のほか、穀類、豆類、いも類などの食品に多く含まれています。

昨今、食物せんいは5大栄養素（たんぱく質、脂質、糖質、ビタミン、ミネラル）に続く第6の栄養素ともいわれるほど重要視されていますが、食生活では不足しがちなので、意識して摂ることが必要とされています。

さて、「レタス○個分の食物せんい」と同様の表現に、「レモン○個分のビタミンC」があります。こちらは農林水産省の「ビタミンC含有菓子の品質表示ガイドライン」により、以前は**「レモン1個分＝ビタミンC20㎎」**という基準がありました。

飲料業界などはこれに準じて商品を製造して宣伝販売していたのですが、このガイドラインは廃止されました。飲料業界は検討の末、現在もその基準値を守る形を通しています。一方、レタスについては事情が違い、基準が定められたことがありません。というより、レモン以外は基準が存在したことがないのです。

ところで、レタスは食物せんいを多く含む食品なのでしょうか。「日本食品標準成分表2010」では、**レタスに含まれる食物せんいは、100gにつき1・1g**とされています。

実はこの値は決して多いものではありません。たとえば、いずれも100g中ごぼうには6・1gの食物せんいが含まれていますし、グリーンピースには5・9g、オクラには5・2g、にらには4・3g含まれています。乾物ではもっと多いものがあり、かんぴょう（乾）には30・1g、切り干し大根（乾）には20・7gもの食物せんいが含まれています。これらの値に比べると、レタスの1・1gはさほど多くはありませんね。

食物せんいの摂取を目的とした健康食品や飲料などの宣伝フレーズにレタスが使われるのは、その食感のせいではないでしょうか。「レタス○個分」と聞くと、あのシャキシャキした歯ごたえが思い浮かぶので、消費者に「この商品にはたっぷり食物せんいが入っている」とイメージさせるには打ってつけなのでしょう。

「レタス2個分の食物せんい」と表示された商品を見れば、「いっぺんにレタス2個は食べられないけれど、これを飲めば食物せんいをたくさん摂れるんだな」という印象を持ちますが、レタス2個に含まれる食物せんいは2・2g程度です。

前にお話ししましたが、「レモン○個分のビタミンC」というように、ビタミンCを豊富に含むことのたとえとしてレモンが使われるのはクエン酸やリンゴ酸が多く含まれているため、酸っぱくていかにもビタミンCを多く含んでいそうだからというイメージ戦略です。「レタス○個分の食物せんい」と謳われるのも、これと同様の理由でしょう。

実際には、野菜や根菜類を意識して食べる。たとえば、**切り干し大根の煮物などを習慣的に食べたほうが便秘解消等の目的を果たせる**と思います。煮物だけでなく、水で戻したものをサラダにすることもできます。

ただ、さまざまな効能を謳った健康食品や飲料が好きだから食生活に取り入れているという人は、それで構わないと思います。気持ちが原因で病気になる人がいるのですから、楽しんで摂ることによって体にいい影響があるかもしれません。ただし、健康食品やサプリメントなどで**食物せんいを摂りすぎると、銅や亜鉛など体に必要な必須元素などを一緒に排出してしまう**ので注意が必要です。

肉食中心の食生活の方は、きんぴらごぼうや筑前煮、肉じゃがなどのいわゆる「おふくろの味」といわれる野菜を多く使った料理をよく食べるようにすると、食物せんいとともにビタミンやたんぱく質も摂れていいのではないでしょうか。

「キシリトール」は虫歯にならない!?

チューインガムに使われて有名になったキシリトール。自然界ではいちごやラズベリーなどの果物や、カリフラワーなどの野菜に含まれる糖アルコールという炭水化物の一種です。

ただ、これら自然の植物からはごく少量しか得ることができないので、一般的に使われているキシリトールは、カバノキ、アーモンドの外殻、えん麦の外皮、ワラ、甘藷《かんしょ》の搾りかすに含まれるキシランを化学的処理により分解してつくっており、指定添加物の一つで甘味料として許可されています。いわゆる人工甘味料の一つです。

キシリトールは砂糖と同程度の甘さを持ちながら、体内で代謝される際にインスリンというホルモンの助けが不要です。この性質から、インスリンが枯渇したり働きが悪くなってしまう糖尿病患者のために研究が進み、役立てられています。

人工甘味料にはサッカリンのように使用量の規定があるものも一部ありますが、基本的には使用量の制限はありません。というのは、甘味料は添加する量が多くなるにしたがって甘さが増し、使いすぎるとかえって味を損ねてしまうからです。キシリトールもまた、使用量の規定がない人工甘味料です。

キシリトールのイメージは、何といっても「虫歯になりにくい」ことでしょう。チューインガムのパッケージにこの文言があるのをご存じの方は多いと思います。**「虫歯になりにくい」のは、砂糖との比較論です。砂糖の糖分は虫歯菌の生育に使われますが、キシリトールの糖分は使われないからです。**

虫歯は、ごはんやパンなどの炭水化物、砂糖などが歯に付着すると、それを虫歯菌が食べることによって酸がつくられ、歯の表面を溶かすことによってできますが、キシリトールは虫歯菌に利用されないので酸ができず、虫歯にならない甘味料として広く使われるようになりました。同じ甘いものを食べるなら、砂糖を使ったものよりキシリトールを使ったもののほうが虫歯に「なりにくい」といえます。

誤解しないでほしいのは、**キシリトールを使ったガムを食べていれば虫歯が「治る」の**

ではないことです。虫歯菌の増殖を防ぐ効果があるという説はありますが、治療になるわけではありません。

虫歯がある子どものおやつにせっせと食べさせているお母さんには、「キシリトールは虫歯になりにくい糖分なのに、甘くて美味しい」という認識を持っていただければ、と思います。以前は「チューインガムは虫歯の元凶」といわれていましたから、キシリトールの登場でガム業界はかなりの恩恵を受けたといえるでしょう。

ガムそのもののいい面としては、キシリトールとは関係ありませんが、噛むために口を動かすと脳に流れる血液の量が増えるため、さまざまな効果が認められています。また、口周辺の筋肉をよく使うことで顎《あご》の発達を助け、発音が明瞭になったり、表情が豊かになったりするともいわれています。

ここでご紹介したキシリトールのほか、ソルビトールなど甘さや味の違う糖アルコールに分類される甘味料があります。これらの共通の性質として、たくさん摂ると軟便や下痢になることがわかっています。この性質を利用して、便秘の人はキシリトール入りのガムをちょっと多めに食べると効く人がいるかもしれません。

「体に脂肪がつきにくい」を口にして、安心していませんか

近年の健康ブームや、メタボリックシンドロームを回避したい心理が影響しているのか、健康へのメリットを明記したお茶などの飲料がたくさん出回っています。

スーパーやコンビニの売り場をざっと見ただけでも、「血圧が高めの方に」「体に脂肪がつきにくい」「体脂肪が気になる方に」「糖の吸収をおだやかにする」といった効能が目に入ってきます。これらの商品には、「特定保健用食品」として国に認められたものが多くあり、「トクホ」という呼び名は、もう私たちの身近なものになっています。では特定保健用食品って何なのでしょうか。

消費者庁では、特定保健用食品を「体の生理学的機能などに影響を与える保健機能成分を含む食品で、血圧や血中のコレステロールなどを正常に保つことを助けたり、お腹の調子を整えたりするのに役立つ、などの特定の保健の用途に資する旨を表示するもの」と定

義しています。

このように特定保健用食品は、食品の持つ保健用途を表示して販売される食品であり、販売するには、製品ごとに食品の有効性や安全性について審査を受ける必要があります。表示されている効能については、国が何らかの効果を認めたということです。

しかし、気をつけなければいけないのは、特定保健用食品は薬ではないということです。たとえば健康診断などで血圧が高いという結果が出たら、お茶飲料を飲むより先に受診するのが鉄則です。そのうえで、お茶飲料を選ぶときは自分に適した機能を持つ商品にするというのが正当ではないでしょうか。

悪い数値は出ていないけれど高血圧にならないように気をつけたいという程度なら、こういうお茶飲料を選ぶこと自体を楽しみながら、自分が健康に気を配っているという意識を持つのはかまわないでしょう。

「体に脂肪がつきにくい」飲料を飲むにあたっては、**食事の脂肪分を抑えるほうが直接的な効果があること**を知ってほしいと思います。

たとえば、いままで150gのお肉を食べていたとしたら120gに減らしてみる。このほうが脂肪の吸収ということを考えるとずっといいでしょう。脂っこいものを食べたいだけ食べ、トクホのお茶をガブ飲みするのはちょっとおかしいと思いませんか？

特定保健用食品に過度な期待をしすぎると、食生活をまったく見直さないままで、「このお茶はちっとも効かない」とお門違いの憤まんを抱くことになりかねません。まず食べすぎをセーブして、効果を期待しながら飲むのが正しいやり方だと思います。

さて、特定保健用食品と混同しがちなものに「栄養機能食品」があります。こちらは特定の栄養成分の補給を目的とした食品です。含まれる栄養成分が定められた値の範囲内なら国への許可申請の必要はなく、栄養機能食品と表示することができます。現在対象となっている栄養成分は、12種類のビタミンと、カルシウム、マグネシウムなど5種類のミネラルです。

私たちの体の状態は一人ひとり違います。特定保健用食品も栄養機能食品も、それだけを摂れば健康になれるわけではありません。

「カルシウム入りチーズ」、よく考えると不思議です

食品のパッケージにはさまざまな宣伝フレーズが並んでいます。特定保健用食品の「糖の吸収をおだやかにする」のような、ある種医療的な効能は、国が有効性と安全性を考慮して定めた規格基準をクリアし、表示の許可を得てからでないと謳えませんが、その食品に含まれる栄養成分が基準以内なら、その栄養成分名をパッケージや広告に使用することができます。

しかし、最近気になるのは、わざわざいうまでもないほど当たり前のことがキャッチフレーズになっていることです。

たとえば、先日は「カルシウム入り」と銘打たれたチーズを見かけました。**多くのチーズは牛乳を固めるために常識的に塩化カルシウムを加えます。**

当たり前のことを宣伝文句にするのは少々不思議な気持ちになります。カルシウムは体

に吸収されにくい成分ですが、乳製品に含まれるものは比較的吸収されやすいので、カルシウムを摂りたいならチーズや牛乳などの乳製品から摂るのが理想的ということはいえます。

また、カルシウムイオンとマグネシウムイオンの量が多いものを「硬水」、少ないものを「軟水」といいますが、硬水は軟水よりもクセがあって飲みにくく感じるのは、含まれるカルシウムのせいです。

イギリスで飲むロイヤルミルクティーはおいしいといわれますが、これはイギリスの水が硬水であるということが要因とされています。一般に、食品にカルシウムを多く入れすぎると味を損ねるため、たくさん添加しにくいという事情があります。このことからも、乳製品からカルシウムを摂ることは合理的といえます。

さて、先のチーズでは入っているのが当然の成分をキャッチフレーズにしていましたが、**入っていないのが当然の成分をキャッチフレーズにしている例もあります。**

私が目にしたのは、ある豆乳飲料です。パッケージに「コレステロールゼロ」という文言が刷られていたので驚きました。**大豆から作られる豆乳には、もともとコレステロール**

は含まれていないはずです。

悪玉コレステロールが敵視されていることもあり、消費者にコレステロールが入っていないヘルシーな飲みものだとアピールしたいのでしょう。コレステロールの過剰摂取はいけませんが、豆乳の含有成分である大豆レシチンのほうが、よほど豆乳のアピールになるのではないでしょうか。検診で異常値が出たら、まずは信頼のおける医師、薬剤師、管理栄養士に相談することをおすすめします。

「ポリフェノール含有」食品はどれだけ食べれば有効か？

赤ワインなどに多く含まれるポリフェノールが体にいいと評判になってしばらく経ちます。そのきっかけは1992年、フランスのボルドー大学の科学者セルジュ・レヌーが提唱した「フレンチ・パラドックス」でした。

フレンチ・パラドックスとは、「フランス人はほかの欧米諸国の人々よりも肉やフォアグラなどの動物性脂肪やチーズやバターといった乳脂肪を好み、摂取量も多いのに、虚血性心疾患による死亡率が低い」という学説です。

以降、各国の学者たちの研究により、フランス人がたくさん飲む赤ワインに含まれるポリフェノールの抗酸化作用で高脂肪食による動脈硬化が抑えられることが理由だろうといわれるようになりました。

たしかにフランス人はワインをよく飲みます。その量は一人あたり年間67ℓにも及び、日本人の約70倍といわれているほどです。

この差を見ると、赤ワインがフランス人の体に何らかの影響を及ぼしても不思議はないと考えられますが、フレンチ・パラドックスには、「フランス人にはワインの飲みすぎによって肝疾患で死ぬ人が多いから、相対的に心疾患死亡者の数が少ないだけだ」と反論する説もあります。いずれにしろ、日本ではポリフェノールの効能が期待されており、「ポリフェノール含有」と銘打った食品がたくさん出回っています。

ポリフェノールとは「ポリ（たくさんの）フェノール水酸基」を持つ物質の総称で、植物全般に多く含まれます。

緑茶などに含まれるカテキンや大豆のイソフラボン、蕎麦《そば》のルチンもその一種です。含有量が多い食品には、赤ワイン以外に、緑茶、コーヒー、ココアなど飲料類や、リンゴ、桃、いちご、柑橘類《かんきつるい》といった果物も挙げられます。

ポリフェノールは一般的にアクの成分であり、赤ワインや緑茶の渋みのもとであるタンニンもポリフェノールの一つであることがわかっています。つまり、美味しいというものではありません。

ただ、ポリフェノールをどれくらい摂取すればよいかを示す推奨量は、現時点では信頼すべきデータがありません。日本人が日常的に摂取しているポリフェノールの量は一日約１００mg前後と推定されていますが、これが適切な量であるかどうかもわかっていません。ただ、不足すると生活習慣病との関連が指摘されています。

とはいえ、最近ではかなり多くのポリフェノールを含む商品が増えており、先日、店頭で見かけたチョコレートのパッケージには、数千mgのポリフェノールが含まれている旨が書かれていました。これは明らかに多すぎるのではないでしょうか。

日頃の食生活で、加工食品や肉類、乳製品の摂取量が多く、新鮮な野菜や果物をあまり摂っていない方は、少し意識してみるのもいいかと思いますが、普通の食事をしているなら、あえてポリフェノールを摂ろうとする必要はないでしょう。普通は**野菜や果物を食べていれば十分です。**

食品安全委員会では「**大豆イソフラボンの安全な一日摂取目安量の上限値を70〜75mgとする**」としています。ポリフェノールの一つであるイソフラボンの上限値は示唆されました。**たくさん摂ればいいというものでもありません。**イソフラボンは納豆40gでおおむね

50㎎、豆腐1／2丁でおおむね50㎎という報告があります。

人は日常的に野菜や果物などいろいろなものを食べていますので、イソフラボン以外の多くのポリフェノールを摂取しています。

骨粗鬆症《しょう》、乳がんや前立腺がん等の予防効果が期待されますが、いまだ実際に多くの研究が行われている段階にあり、「ヒトにおける大豆イソフラボンの有効性と安全性についての議論は確立していない」と考えていいと思います。

普通の食事をしていればイソフラボン以外のポリフェノールもいろいろ摂取しているわけですので、偏食をしないかぎり気にしなくてもいいのではないでしょうか。

ただし、妊婦や小児、手術直後の方（いわゆるハイリスク集団）は過剰の摂取は避けるべきで、医者に相談してからがいいと思います。妊婦でなくても健康食品を食べていて異常を感じる場合は直ちに病院に行くことをお勧めします。

脂肪を気にして「低脂肪牛乳」を選んでいませんか

牛乳売り場には、成分無調整牛乳、低脂肪牛乳、加工乳など、いろいろな名称の商品が並んでいます。それぞれの違いがわかりにくく、どれを選ぶか迷うという声をよく聞きます。

牛乳の成分規格や名称は乳等省令《にゅうとうしょうれい》（食品衛生法に基づく乳製品に関する決まり）により定められています。お店で売られている牛乳の多くは成分無調整牛乳といって、搾った生乳を殺菌したものです。牛乳の脂質である乳脂肪分は３％以上とされています。

生乳から乳脂肪分の一部を取り除いたものを低脂肪乳といい、生乳に脱脂粉乳、クリーム、バターなどの乳製品を加えたものを加工乳と呼びます。最近では、コレステロール値の上昇や体重の増加を気にして、乳脂肪分を避けるために低脂肪牛乳を飲むことにしている人も多いようです。

低脂肪乳の乳脂肪分は0・5〜1・5%ですが、この低脂肪乳を飲むことによって、体にいい影響はあるのでしょうか。

成人の適正な脂肪摂取量は、1日あたり50〜70gといわれています。乳脂肪分3・5%の成分無調整牛乳をコップ1杯相当の200㎖摂取すると、乳脂肪分は7gになります。つまり、**いわゆる普通の牛乳である成分無調整牛乳を選んでも、コップ1杯につき適正な脂肪摂取量の約10分の1にしかならないのです。**

いままで普通の牛乳を飲んでいたのなら、それをとくに低脂肪牛乳に替える必要性は低いといえるでしょう。

低脂肪牛乳は乳脂肪分を取り除いているため、味わいがさっぱりしています。この味が好きなら低脂肪牛乳を選び、コクが足りないと思うなら普通の牛乳を選べばよいのではないでしょうか。

なお、低脂肪牛乳が成分無調整の牛乳より一般的に低価格なのは、生乳から取り除いた乳脂肪分が、ほかの乳製品を製造するための原料として活用されているからです。

食品の脂肪分は、体を動かすカロリー源になると同時に、その構成要素が体内すべての細胞やホルモン、胆汁酸などをつくるために必要とされます。ビタミンA、D、Eの吸収や貯蔵、神経の働きにも深く関わっています。牛乳の乳脂肪分には、必須脂肪酸の一つであるリノール酸も豊富に含まれています。必須脂肪酸は体が自ら作ることができないため、食物から必ず摂取しなければならない大切なものです。

また、牛乳には、良質なたんぱく質やカルシウム、各種ビタミンなどの栄養成分が豊富に含まれています。わずかな脂肪分を気にしすぎて飲み控えたりすると、かえって健康や活力を損なうことになりかねません。

牛乳を飲むとお腹を下してしまう乳糖不耐症の人は対応商品を選んだほうがいいと思いますが、そのほかの人は、種類にこだわるより、日々適量を摂取することが大切ではないでしょうか。

「コレステロールゼロ」のマーガリンを選ぶ意味はない!?

コレステロールと聞いて思い浮かぶイメージはどんなものでしょうか。

血管に溜まって動脈硬化を引き起こす、心筋梗塞など命に関わる病気の原因になる、といったことはもう皆さんよくご存じだと思います。

善玉・悪玉の話や、コレステロールを下げるといわれている食品の話など、巷《ちまた》にはさまざまな情報が溢れており、「コレステロール=健康の大敵」とばかりにすっかり悪者になった感がありますが、実は体の中で担っている役割がちゃんとあります。

コレステロールとは脂質の一種で、体内の細胞膜や各種ホルモンなどの原料になる重要な成分です。コレステロールを摂りすぎて血液中の値が増えすぎると、たしかに高コレステロール血症、動脈硬化などが起こります。さらに脳卒中、狭心症、心筋梗塞に進んでしまう場合もあります。

ところが**コレステロール値は低すぎてもいけません**。細胞膜や血管が弱くなったり、免疫力が低下していろいろな病気にかかりやすくなるなどの弊害が出ます。加えて、脳出血を起こしやすくもなります。コレステロール値が低すぎると、死亡率が高まるともいわれています。

このように、私たちの健康にメリットもデメリットもあるコレステロールですが、いったいどのくらい摂取すればよいものなのでしょうか。

厚生労働省の「日本人の食事摂取基準」で目標量（生活習慣病の一次予防として、現在の日本人が当面の目標とすべき摂取量）は、1日につき、成人男性で750mg未満、成人女性で600mg未満とされています。

それではマーガリンのコレステロール量はというと、100g中に5mgです。私たちが通常、朝食などで食パン1枚に塗って食べるマーガリンの量は約10g。この場合のコレステロール量を計算すると、約0・5mgとなります。一日に2枚の食パンを食べる人でも、コレステロールの摂取量は約1mgにすぎません。

先ほどの食事摂取基準の数値に当てはめて考えれば、**マーガリンによるコレステロール**

摂取量は微々たるものということになります。

私たちはほかの食事でもコレステロールを摂っているので、一つの食品のコレステロール量は多すぎないほうがいいでしょう。でも、マーガリンのコレステロール量に関しては、問題にする意味があまりないといえるのではないでしょうか。

高コレステロール血症と診断されている人であれば、コレステロールゼロのマーガリンを選んだほうが安心ですし、病気までいかずともコレステロール値を気にしている人は試してみてもいいかもしれません。

ただ、大勢に影響のない一つの食品をやめたり変えたりするだけでは、体にいいことをしているとはいえません。

本当にコレステロールを気にする必要がある人なら、**コレステロールを多く含む卵（とくに卵黄）や、乾物のするめいか、すじこ、いくら、たらこ等々の食品の摂取にこそ気をつけなければならない**でしょう。

「ノンフライ」食品のよさは低カロリー？

インスタントラーメン（即席めん）やスナック菓子のパッケージに、「ノンフライ」と書いてある商品が多く見受けられるようになりました。これは油で揚げずに製造することを意味します。ノンフライの食品はどのように作られているのでしょうか。

食材を油で揚げると水分が抜けた状態になります。油で揚げたスナック菓子がサクサク、パリパリしているのは水分がほとんどないからです。家庭での揚げ物料理も、表面の水分が抜けることによってカラッとした食感になりますね。

油で揚げずに水分のごく少ない状態を作り出すには、どうにかして食材を短時間で乾燥させる必要があります。そこで考え出されたのが、熱風が循環している乾燥機のようなものの中に食材を通し、乾燥・脱水する方法です。

インスタントラーメンの場合、乾燥させることでめんの内部に気泡ができます。この気泡の大きさや数によりめんの質が変わるので、最近では目的に合わせて気泡の状態を調整し、軟らかいめんや硬めでコシのあるめんなどを自在に作り出す技術も進んでいます。

ノンフライ食品の特徴として誰もが思い浮かべるのは、油で揚げた食品に比べて「低カロリー」であることでしょう。健康志向の高まりから、ノンフライ食品を選ぶ人は増えています。

ただ、従来からある即席カップめんは、栄養バランスも考慮して製造されています。それに自分好みの具を入れればさらにおいしく栄養的にもよいと思います。油で揚げた即席めんの脂質は100gあたりおおむね15g、ノンフライは5g程度です。人にとって脂質も必要です。成人で普通に生活している人の一日の脂質の必要量は60〜70gと考えると、食事制限をしている人以外はさほど気にしなくてもいいのではないでしょうか。

実は、ノンフライ食品のメリットはほかにもあります。油脂と水分をあまり含まないことです。脂質の酸敗《さんぱい》や水分が少ないとカビや細菌等の増殖をより制御できるため、賞味期限がさらに延びるのではないでしょうか。

とはいえ、これは単なる比較論であり、油で揚げた即席めんもノンフライラーメンも同じく保存性もよく、災害時には大活躍し、多くの人の命を救う大切な食品の一つです。

微生物の水分活性については、以前興味深い経験をしたことがあります。研究所に所属していたとき、手を洗ってトイレを出ようとしたところ、微生物部所属の若い研究員に、それでは手を洗ったことにならないといわれました。

その研究員は私の前で非常に丁寧な手の洗い方を実演し、

「手はこうやって洗わなければ細菌が落ちないし、微生物は水が好きだから、ちょっと洗ったぐらいでは、かえって繁殖するんです」

といいました。

私は半信半疑でした。大学に異動したあとにそのことを思い出し、学生実習で、洗わない手でさわった培地、雑に洗った手でさわった培地、丁寧に洗った手でさわった培地を作り経過を観察しました。

すると、**洗っていない手より雑に洗った手のほうが、微生物数が多い**結果が多く見られました。微生物部の若い研究者にいわれたことを、かなりあとになって納得しました。

油で揚げた即席めんもノンフライめんも水分活性が低いため、細菌の増殖は心配ありません。

まだノンフライめんを食べたことはありませんが、「この商品のよさは味なのだろうか、保存性なのだろうか、食事制限をしている人のための商品なのか」と思っています。近く食べ比べてみようと思っています。

酸化防止剤を使ったワインは体に悪いのか

最近、スーパーやコンビニのワイン売り場に「酸化防止剤不使用」と銘打たれたワインが数多く並んでいるのに気づいている方は多いでしょう。

「酸化防止剤不使用」というフレーズに消費者が惹かれるのは、食品添加物への根強い拒否感が下地にあるからでしょう。後述しますが、**ワインの製造工程で酸化防止剤を使用することはごく当たり前です。**酸化防止剤不使用とボトルに明示するのは、消費者心理を利用して、自社商品を魅力的に見せようとする戦略だと思います。

ワインは製造のほぼ全工程で空気、とくに酸素との接触を断つ必要があります。酢酸菌が侵入して酢酸発酵が進みすぎ、腐敗状態になってしまうからです。これを避けるため、ワイン製造においては酸化防止剤として二酸化硫黄《いおう》が添加されます。

二酸化硫黄には雑菌繁殖の抑制効果もあります。このほか、ブドウの果皮に含まれる酸化酵素の働きを阻止する、果汁の色素を安定させるといった働きによってワインの品質を簡単に安定させられる利点があるため、**ワイン製造はこの二酸化硫黄を添加する方法が世界的に主流**となっています。

二酸化硫黄の別名「亜硫酸」と聞くと、有毒ガスをイメージし、呼吸器に影響を与えるという説もあるようですが、日本では製品中の亜硫酸の濃度が一定値を超えてはならないと規制されており、でき上がったワインに残存する亜硫酸（二酸化硫黄）はごく微量ですから、健康への悪影響はありません。ワインの歴史が長いフランスのワイン法では亜硫酸の添加を義務づけているほどです。

「酸化防止剤不使用」のワインの場合は、発酵させるタンクの中の空気を窒素に置換して、製造過程のワインと酸素との接触や雑菌の繁殖による腐敗を防ぐ方法が多く用いられます。酸化防止剤の働きは、あくまでもワインの発酵の進みすぎを抑えて腐敗を防止することなので、添加しようとしまいと、完成したワインの味にはほぼ影響がないはずです。

では、なぜメーカーはわざわざ「酸化防止剤不使用」と謳うのでしょうか。

それは先にも挙げた通り、**消費者の食品添加物への拒否感を利用している**からです。「理由はよくわからないけれど、何となく体に悪いかもしれない」という食品添加物のイメージをあらかじめ払拭することで、手に取りやすくしているのではないでしょうか。

また、昨今ワイン人気は高まっていますが、日本でのワインの歴史はまだ浅く、どれを選んでいいかわからないという人も多くいます。そういう人たちも、「酸化防止剤不使用」と大きくラベルに書いてある大手メーカーの商品であれば、心理的に安心して買えるでしょう。

しかし、世界中でまったく問題なく使用されている酸化防止剤・二酸化硫黄を悪者にしかねない「不使用」表示は問題ではないでしょうか。酸化防止剤を使っていないほうが美味しいと感じるのであればいいと思いますが、「酸化防止剤不使用」が安全性を謳った表示ではないことは知っていてほしいと思います。

ところで「酸化防止剤を使ったワインを飲むと頭が痛くなる」という人に出会ったことがありますが、科学的根拠はなく、それは単なる飲みすぎでエタノールの過剰摂取か体調の悪さによる症状でしょう。

「有機栽培」野菜の安全性の見極め方

「お店で売っている野菜には、農薬がどれだけ使われているかわかりません。だから、有機農法で作られたものを選んでいます。そのほうが子どもにも安心して食べさせられます」という人がいます。

通常の栽培より有機栽培の野菜のほうが安全という印象があるようですが、本当にそうなのでしょうか。

すべての農産物に対し、使用していい農薬と残留基準値が定められています。国産の農産物は各地方自治体で、輸入品については検疫所で、残留農薬の監視や微量分析ができる最新の機器を使って検査を行っています。

基準値を超える農薬が検出された場合は販売を停止し、市場に流通しているものについては回収するというしくみになっていますが、市販品の違反はほぼゼロに近いため検出されないものが圧倒的に多く、検出される値も基準値を大幅に下回っているので、残留農薬を心配する必要はないと思います。

ではここで、有機栽培とは具体的にどのような栽培方法なのかを見ていきましょう。

農林水産省の「有機農産物の日本農林規格」では、有機農産物の生産の方法について、

●堆肥などによる土作りを行い、種まきや植え付けの前2年以上（多年生植物の場合は3年以上）および栽培中に、原則として化学的肥料や農薬を使わないこと

●遺伝子組み換えの種や苗は使用しないこと

●環境への負荷をできる限り低減した栽培管理方法のほ場（畑など）で生産すること

などの細かい取り決めをしています。

また、2001年4月より、基準を満たした農産物やその加工食品には「有機JASマーク」の表示を認めており、消費者が有機野菜を識別できるようにしています。有機野菜である旨を包装などに表示する場合は、「有機農産物」「有機栽培農産物」「有機〇〇」「オ

ーガニック○○」とするよう規定されています（「○○」には、その農産物の名称を記載）。不明確で消費者の理解を得にくいという理由で、「無農薬」「減農薬」「無化学肥料」「減化学肥料」と表示することは禁止されており、「農薬未使用」「農薬無散布」「農薬を使っていません」といった、消費者に誤解を与えず、特別な栽培方法を正確に伝えられる表示は許可されています（特別栽培農産物にかかわる農林水産省のガイドラインで示しています）。

有機栽培は、畑の土壌を豊かに保つという意味ではとてもよいことだと思います。しかし、いろいろな設備も必要ですし、前述の取り決めをクリアするには相当な手間隙《てまひま》がかかります。だから市場に出回る有機野菜は慣行栽培（普通に農薬を使う栽培）の野菜より割高なのです。

いま、地球上に70億もの人が生活できているのは、食べものを豊富につくって広く供給できるようになったからです。このことには農薬が大きく貢献しています。一方、不必要に農薬を摂取しないほうがいいのはたしかです。ただ、残留農薬が規制値以内の農産物を食べている分には、体への害はありません。

戦後、シラミ駆除のためにＤＤＴの白い粉を吹きかけられた世代だって元気に長生きしています。ＤＤＴは現在禁止されていますが、優秀な農薬でもあったのです。もし現在、食品からＤＤＴが検出されたら、日本中が大騒ぎになると思います。

農産物にごく微量の農薬が残留していると聞いただけでむやみに恐ろしがっていては何も食べられません。

「有機栽培の野菜はおいしい」と感じる人は別です。そして、値段が高くても農薬を使っていないほうがいいという、お金に余裕のある人や、化学物質過敏症などによって、慣行野菜を食べると体に影響が及ぶ人以外は、有機にこだわらなくてもいいのではないかと考えています。

「遺伝子組換え食品」を避けて、「品種改良」した野菜は食べるのですか

店頭で売られている豆腐や醤油のラベルには、原材料名の欄に「大豆（遺伝子組換えでない）」と書かれているものが多く見られます。

「遺伝子組換えでない」というと、消費者が安心するためです。

私が不思議に思うのは、遺伝子組換え食品はイヤがるのに、品種改良された食品はむしろ歓迎する傾向があることです。

たとえば、「美味しくなった新しい品種のリンゴです」といわれると、食べてみたくなりませんか？「種なしブドウ」は食べませんか？ **でも、品種改良だって遺伝子組換え技術の一つ**です。

遺伝子組換えとは、生物の細胞から有用な性質を持つ遺伝子を取り出し、植物などの細

胞の遺伝子に組み込んで新しい性質を持たせることです。農産物などに、害虫や農薬に強い、特定の成分の含有量が高いなど、生産者や消費者の望む性質を効率よく持たせることができます。組み込む有用な遺伝子は、種を超えていろいろな生物から得ることが可能です。

２０１２年３月の時点で、日本で安全性が確認されて販売や流通が認められているのは、食品では大豆、じゃがいも、なたね、とうもろこし、わた、てんさい（砂糖大根）、アルファルファ、パパイヤの８作物１６９品種です。

その用途は、たとえば大豆は大豆油などの製油用、豆腐や油揚げ、納豆、味噌、醤油など食品用、飼料用となっています。

市場に出回っている遺伝子組換え食品は安全性が確認されたもので、もちろん食べ続けても大丈夫なものです。その安全性は最新の科学的根拠をもとに判断されており、たとえば組み込まれた遺伝子がどのように働くか、産生されるたんぱく質は人に有害ではないか、アレルギーを起こさないかといったことや、組み込まれた遺伝子が間接的に作用して有害物質を作る可能性はないか、食品中の栄養素が大きく変わらないかといったことなどが厳密にチェックされ、安全だと判断された食品のみが流通するようになっています。

しかし、遺伝子組換えでない原材料を使用しなければ消費者が買ってくれないという事情から、遺伝子組換えの原料を使った食品は、そうでない食品より少ないのが現状です。

大豆の場合、遺伝子組換えでないものは年々入手が困難になっています。

現在、日本で使われる大豆のほとんどはアメリカなどから輸入されています。**アメリカで収穫する7割以上の大豆は遺伝子組換え**され、遺伝子組換えでない大豆の作付面積は非常に少ないためです。

日本では、安全性が確認されていない遺伝子組換え食品が市場に出ないように検疫所で輸入時検査が行われているので、何らかの危険性のあるものが私たちの食べる食品に使われることはありません。

それでも遺伝子組換え食品はダメで、なぜ品種改良で作った食品は食べてもいいのでしょうか。

品種改良というと、農家の方がおしべの花粉を筆でめしべにつけている様子が浮かび、その結果できた作物は地道な努力の賜物と思いがちですが、違う種同士でその作業を行えば、それは遺伝子組換えなのです。

多くの人にいわゆる「掛け合わせ」として認識されている品種改良は、たとえば味のよい品種と、乾燥に強い品種を交配してできた多様な性質の個体を選択し、さらに交配を繰り返して安定した種とするという工程で行われます。何代にもわたる交配が必要ですから、新品種ができるまでに10年以上かかることもあります。

一方、遺伝子組換え技術では、必要な遺伝子のみを組み換えるので、かかる時間は大幅に少なくなるという利点があります。

いま、世界中で遺伝子組換えの研究は進んでおり、アメリカでは巨大研究所が、世界中の気象条件をつくることができる施設など完璧な研究環境をもって農産物をどんどん改良し、権利をとっています。

もしもこの先、地球温暖化などによって日本の気象状況が変化し、従来の品種がつくれなくなった場合、**ほかの国が権利を持つ品種を生産せざるを得なくなる可能性があります。**

そうなれば、日本は巨額の費用を支払わなければなりません。

当然、商品価格にも跳ね返りますから、野菜や果物などがおいそれと買えないような値段になってしまう恐れもあります。

日本の研究技術は非常に優れているのですから、先進諸外国と同じように遺伝子組換え技術の研究をすみやかに進め、権利をとっていくことが必要です。

これは私たちだけでなく、先の世代にこそ大きく関わる切実な問題です。遺伝子組換えに対する誤解や偏見を早急に正し、正当な技術革新を可能にしなければならないと私は考えます。

味噌の原材料「酒精」の正体、知っていますか

日本の伝統的な食品である味噌。味噌汁はもちろん、味噌煮や酢味噌和《あ》えのように食材の味つけをしたり、おむすびに塗って食べたりと、いろいろな使い方ができる食の必需品です。味噌に含まれるたんぱく質は私たちの体が消化吸収しやすい形になっており、原料の大豆そのものより、味噌のほうが体への吸収率が高いといわれています。

味噌は、大豆と麹菌《こうじきん》と塩でできています。大豆を煮たり蒸したりして潰したものに麹菌と塩を加えて寝かせるのが最も基本的な作り方で、食品添加物を用いずに作る加工食品の代表ともいえるでしょう。

スーパーなどの売り場には、「無添加」とパッケージに書かれた味噌が並んでいます。無添加とは、原材料以外に何も加えていないということですが、味噌には表示の原材料に**「エタノール」、あるいは「酒精」と記載されたものがありますが、同じものです。**

無添加と表示された商品と表示されていない商品があったら、無添加のほうを選ぶ方は多いでしょうが、この酒精に関しては、食品添加物に分類するにはいささか微妙なところがあります。

味噌は発酵食品です。麹菌が大豆を分解して糖やアミノ酸を作ることで酵母の働きが活発になり、発酵が進んで味噌ができます。味噌を作るために働いた酵母は、味噌を販売用の包装袋やカップに入れたあとでも生きて活動しており、炭酸ガスを発生させます。このとき味噌の入れ物が膨張することがあり、商品価値がなくなってしまいます。

そこで対策として使われるのが酒精です。酒精とは別名をエタノールといい、いわゆるアルコールです。添加すると酵母の活動が抑えられるので、包装袋やカップは膨張せず、味噌自体の発酵の進みすぎによる味や香り、色などの変化も防げます。

酒精は通常3％程度加えられますが、常温はもちろん、調理の際に味噌を加熱するとすぐに揮発してしまうものです。もちろん味噌自体の質を変化させることはありません。あくまで発酵を進ませないために加えられるものなので、「この味噌には酒精が入っていて、無添加ではないので買いたくない」と思うのは過剰反応だと思います。

ところで昨今、あらかじめ旨味《うまみ》が加えられた味噌が「だし入り」ということで売られています。通常、味噌汁を作るときには、かつおぶしや煮干し、昆布などでだしをとり、そこに味噌を溶き入れますが、調理時間と手間を短縮するために味噌に旨味がつけられています。

このタイプの味噌には、先に説明した酒精のほか、調味料の役割をする「アミノ酸等」が添加されている場合が多く見られます。**「アミノ酸等」といっても、単独のアミノ酸を添加したのではありません。**たんぱく質を分解して多種類のアミノ酸が存在するため「等」をつけます。

法律的には味噌全般にソルビン酸カリウムが保存料として許可されています。安全性とは無関係ですが、たんなるイメージから実際に使用されることはないのが現状です。

「1日分の野菜」が摂れるジュースで実際に摂れる野菜の量

コンビニやスーパーでは、たくさんの種類の野菜ジュースが売られており、どれを選んだらいいか悩んでしまうほどです。そのなかで目を引くのは、「1日分の野菜が摂れる」「1日の必要量の○分の○の野菜が摂れる」「緑黄色野菜○gが摂れる」といったメリットを謳った商品です。

野菜をたくさん食べたほうがよいことはわかっていても、外食がちだったり、買ってきた弁当などで食事をすませることが多い人にとっては、なかなか難しいかもしれません。慢性的な野菜不足の状態を手軽に野菜ジュースで解決できるのなら、こんなにありがたいことはないと思うでしょう。

たとえば、1日分の野菜を摂れるタイプのジュースのラベルには、1本あるいは1杯に、厚生労働省が提言する「健康日本21」で推奨される1日の野菜摂取量350gを使用していることが表記されています。しかし、野菜ジュースさえ飲んでいれば、野菜を摂らなくてもいいわけではありません。

トマトジュースやにんじんジュースと違い、野菜ジュースには、その原料となる野菜の種類や栄養素が指定されていないため、商品によって野菜の種類や栄養素は異なります。また、野菜は収穫時期が旬であるほど栄養価が高いのですが、収穫時期の指定もないので、栄養成分の量が常に一定とはいえません。

さらに、野菜を野菜ジュースに加工するには、搾る、加熱するといった工程をたどるので、**ビタミンCや食物せんい、酵素などが減少しがちです。**飲みやすくするために**果汁が加えられ、糖類がたくさん含まれている商品はカロリーが高めになります。**

したがって、野菜ジュースを飲むことと野菜を食べることでは、摂取できる栄養成分が少し異なることがわかります。

できるだけいろいろな野菜を食べるのが理想的ですが、忙しくて生野菜を買う時間がない、野菜が嫌いだ、などさまざまな理由で野菜不足になる人もいます。野菜ジュースは食事で不足した野菜を補うものとして、補助的に利用すればいいと思います。たとえば、時間がなくて昼食を蕎麦一枚ですませたときに野菜ジュースを買って飲むのもいいでしょう。

そのほか、甘いジュースや砂糖が入った缶コーヒーなどを多く飲んでいる人は、その代用として野菜ジュースを飲めば健康的でしょう。間食の習慣がある人は、お菓子をひかえめにして野菜ジュースを飲むのもいいかもしれません。

ただ、前述の通り、ヘルシーなイメージの野菜ジュースにもカロリーがあります。糖分を加えた商品もあります。原材料の野菜やその栄養成分、塩分などを確認して、自分に合った、納得のいく商品を選ぶとよいでしょう。

「三温糖は自然の色」のカン違い

薄い茶色をした三温糖《さんおんとう》は、自然なものというイメージを持たれています。

「三温糖が茶色いのは精製度が低いからでは？　砂糖は精製して白い上白糖になるんだから、自然に近い色の三温糖はヘルシーだと思う」

こうおっしゃる人は多いのですが、実はまったくの誤解です。一方、真っ白い砂糖は体に悪いと思われているばかりか、「上白糖は漂白した砂糖」という誤った認識を持っている人も少なからずいるようです。

しかし、三温糖は上白糖の製造後に残った糖液から作られたものであり、三温糖を漂白して上白糖が作られるのではありません。そもそも、砂糖の結晶は無色透明なので、漂白する必要がありません。

上白糖が白いのは、結晶が光を乱反射するために白く「見える」からです。結晶が細かいほど反射度が大きいため、上白糖やグラニュー糖のような細かい結晶ほど白く見え、結晶が大きい氷砂糖は透明度が増して見えるのです。

氷を思い浮かべてみてください。大きな塊のときは透明で、かき氷にすると白いですね？　原理はこれと同じです。

私は以前、食品衛生監視員の方に、輸入した直後のいわゆる「原糖」を見せてもらったことがあります。よく見ると、サトウキビの繊維のほか、虫の羽や脚、ヒトの毛かな？と思うものまで入っていました。

輸入する原糖は、砂糖の原料であるサトウキビを大きなローラー状の圧搾機にかけて絞ったエキスそのまま濃縮したものなので、雑多なものが混じっているのです。

精製糖メーカーはこの原糖をお湯で溶かし、濾《ろ》過して不純物を取り除きます。そこに石灰や炭酸ガスを加えてさらに不純物を除去して加熱すると、結晶と糖液が混在した状態になります。その結晶のみを取り出したものが上白糖です。

ちなみに、途中で加える石灰や炭酸ガスは、汚れや不純物を取り除くために使われる食品添加物で製造用剤と呼ばれますが、でき上がった砂糖には残留しません。よって表示も不要ということになっています。

さて、上白糖となる結晶を取り出したあとに残った糖液には、まだたくさんの糖分が残っているので、加熱して結晶化する作業を数回繰り返します。作業3回目くらいまでにできる結晶が上白糖であり、もうこれ以上結晶化することは不可能という段階でできるのが、三温糖や中ザラメなど色のついた砂糖です。

つまり、三温糖の薄茶色は熱を繰り返し加えた結果としてついたものです。プリンにかかっている、砂糖を焦がして作るカラメルと同じものです。三温糖を白くしたものが上白糖なのではなく、上白糖をとった残りの糖液からできるのが三温糖です。

「でも、三温糖のほうが上白糖よりミネラルが多いと聞くぞ」

という方もいるでしょう。それは、三温糖が最終段階でできることにより、糖液に残ったミネラル分が加わるからです。

ただ、それはごくごく微量であり、栄養的に優れているというレベルではありません。ましして、先ほどお話しした製法からもわかるように、「三温糖が上白糖より自然に近いから」ではありません。

また、上白糖よりカルシウム量が若干多いのですが、豊富に含んでいるとはいえません。味や風味が気に入っている人は三温糖を使えばよいと思いますが、**「ナチュラルな砂糖」「ミネラルが多そう」というのはあくまでイメージです。**

品質的、栄養的には上白糖とあまり変わらないと考えてよいと思います。

第3章

「食品添加物」の舞台裏

――基準値の決め方から製造方法まで

問題「この体に悪そうな食品の正体は何でしょう？」

先日、講演をした際に聴衆の皆さんにこんな質問をしました。

「水のほかに、ギ酸、シュウ酸、ホルムアルデヒド、アセトアルデヒド、メルカプタン、ハルマン、ノルハルマン、鉛、クロムなど200種類以上の物質を含む飲食物は何でしょうか」

見覚えのない化学物質ばかりと思われる方も多いでしょう。

簡単に説明すると、ギ酸という物質の溶液や蒸気は人間の目や皮膚も有害です。シュウ酸は医薬用外劇物に指定されている物質です。ホルムアルデヒド、アセトアルデヒド、ハルマン、ノルハルマンは発がん性物質であり、メルカプタンはおならの成分、鉛とクロムは有害性金属です。

聴衆の皆さんは、「そんなに悪い物質ばかり入ってるものなんて飲み食いしないよ」という顔をしておられました。あなたは答えがわかりますか？

正解は「清酒」。大好きな方がたくさんおられる、いわゆる日本酒です。講演会場でこの答えを示すと、聴衆の皆さんはあちこちで小さくどよめきました。

実は、この質問の仕方にはちょっとしたトリックがあります。

私は含有成分を挙げただけで、その量は示しませんでした。日本酒にこのような毒性物質が含まれているのは事実ですが、含有量はごくごく微量で、体に悪さをすることはありません。

「さては、日本酒を飲むと頭が痛くなったり吐いたりするのはこれら毒性物質のせいだな」と思われた方、それはエチルアルコールの過剰摂取による副作用で、まったく別の話です。ワインや焼酎もほぼ同じにいろいろな微量成分が含まれます。

ここでお伝えしたいのは、**含有量をいわずに毒性物質だけを強調すると、簡単に人を怖がらせることができる**ということです。

もう一つ例を挙げると、以前、水道水から発がん性物質が検出されたと大騒ぎになったことがありました。この話にも先の日本酒の例と同様、トリックとそれに基づく誤解が隠れています。

私たちにとって水道水は非常に重要なものですから、その原水の周辺には人が無断で立ち入らないように、びっしりとフェンスが張り巡らされ、木を植えるなど環境の工夫がなされています。その木の葉が枯れて原水の水面に落ちて朽ちると、フミン質という物質になり、そこからメタンが発生します。メタンとは、都市ガスなど燃料用のガスに使用される物質です。

水道水には消毒のために塩素が加えられていることをご存じかと思いますが、メタンはこの塩素と出会うと反応し、水素原子の3つが塩素に置き換わり、トリクロロメタンなどの発がん性物質が生成されます。もとを正せば、葉っぱが発がん性物質に変貌するということです。

ただし、その発がん性についてはＩＡＲＣ（国際がん研究機関）の見解では、「トリハロメタンが人に発がん作用を示す確証はない」としています。それでも各国はクロロホルムが人に発がん性を示すと仮定し、一生涯その水を飲み続けても発がん率が10万分の1を超さないレベルで水質基準を設定しています。

ＷＨＯ（世界保健機構）では０・２㎎／ℓですが、日本の水質基準は０・０６㎎／ℓとなっています。水道水に含まれるこのような発がん性の物質の量はごくごく微量であるため、実際には水道水を飲んでも人体に悪影響はありません。

発がん性物質というと、私たちは本能的にとても恐ろしいものと捉えます。しかし、摂らないに越したことはありませんが、摂取したら必ずがんになるというわけではありません。それでも気になる方は、水道水を３分間煮沸させれば完璧です。煮沸すれば、おまけに塩素臭も除去できます。

毒性物質すべてに共通することですが、問題は何を、どれだけ摂取するかであり、さらにいえば、**人間が口にするすべての物質において、体への悪影響を決定づけるのは「摂取量」です。**

食べものはみな、化学物質でできている

「私は健康を気遣って、有機野菜や無添加の食品を選んでいます。体に悪いものは絶対に避けたいのは誰も同じです」

このようにおっしゃる方はよくいます。もう少し話を伺うと、こんな言葉が出てきます。

「食品添加物って、化学物質でしょう？　そんなものを体に入れるのは怖いと思います」

そこで私はこういってみます。

「この世で普段食べているものの成分で、化学構造式で書けないものって、何かあるでしょうか」

われわれが知っている地球上にあるすべてのものは化学構造式で書ける物質でできています。食べものとて例外ではありません。

朝食のテーブルを見てみましょう。洋食の人は、牛乳、パン、ハム、紅茶やコーヒー。

和食の人なら、味噌汁にご飯、アジの開き。これらはみな、化学構造式で書ける成分の集合体です。

たとえば牛乳は50種類以上の脂肪酸、ビタミン、糖類など少なくとも100種類以上の成分でできています。

コーヒーは、香りなど揮発する成分だけでも950種類以上、香り以外の成分も入れると、いったいどれぐらいの成分の集合体でしょうか。

日本の伝統食で、体にいいといわれている味噌汁は、味噌だけで140種類以上の揮発性成分が入っています。それに、だしや具の成分を合わせたら、その数はさらに増えます。

前にもお話ししましたが、日本酒には水のほか、ギ酸、シュウ酸、ホルムアルデヒド、アセトアルデヒド、メルカプタン、ハルマン、ノルハルマン、鉛、クロムなど200種類以上の有害物質がごく微量入っています。

量を勘案すると、もっと有害なのはエタノールです。お酒を飲みすぎると肝機能障害やアルコール依存症を起こすことは知られており、「恐ろしい飲み物」という見方もあり、多くの人はそのことを知っていますが、好んで毎日飲んでいる人もいます。

しかし、有害物質が入っているからといって、日本酒の製造や飲用が禁止になったなどという話はありません。

二日酔いなどの副作用があろうと、昔もいまも多くの人が好んで飲んでいるわけです。

そもそも、

「有害物質がごく微量でも入っているものは食べない」

「化学構造式で書ける成分の入っているものはゼロでないとイヤ」

となると、食べるものがなくなってしまいます。

では、私たちが毒性のあるものでも、平気で食べたり飲んだりしているのはなぜでしょうか。それは常識的かつ経験的に、摂取する「量」が問題だということを知っているからです。

食品や飲みものは、量を摂りすぎればすべてに毒性があります。リンゴでも卵でも、それだけを極端に集中して食べ続ければ体調を崩してしまいます。

砂糖も、摂りすぎれば血糖値が上がりすぎたり肥満の原因ともなり、健康を損ねます。糖尿病の患者さんは要注意です。醤油も、大量に摂れば浸透圧の関係で命を落とすこともあります。

量と毒性の関係性は、食品添加物においてもまったく同じです。

「〇〇ダイエット」などがはやっていますが、定まったものしか食べないでやせるのはよくありません。それと同じで、添加物を一度に大量に摂れば、当然ながら毒性があるはずです。

しかし、体に影響を及ぼさない量というものが明確にわかっており、実際に私たちの食品や飲みものに使用を許可されている食品添加物の量は、それをはるかに下回っています。

「添加物」より「塩」のほうが本当は怖い

いま食べているもので何が一番問題かと聞かれたら、私は「食塩」と答えます。

昔、国立がん研究センターで共同研究をしていたとき、副所長が日本地図を広げて、「これは何を表していると思いますか？」と私に問いました。

見ると地図上に多くの印がしてあります。彼は次に、透明なセロファンでできたもう1枚の日本地図を持ってきました。それにも印がしてあり、先の地図と重ねると、印の箇所はほぼ一致しています。

私が不思議な顔をしていると、副所長はいいました。

「1枚目が食塩摂取量が多い地域で、2枚目が胃がんの発生数が多い地域ですよ」

2枚の地図は、食塩を多く摂っていると胃がんになりやすいことを表すデータだったのです。

それから１カ月もしないうちに同センターは食塩と胃がんの関係を公表し、しばらくして厚生労働省が循環器障害、高血圧などの発生にも食塩が関係しているというデータを発表しました。現在、これらの病気と食塩の因果関係は常識になっています。

当時、日本人の食塩摂取量の平均は１日20～25ｇでした。私が、「１日どれくらいなら食塩を摂っていいのですか？」と尋ねると、「10ｇでも多い」という答えが返ってきました。

鮭の切り身一切れでご飯を一膳食べられるほど、食品全般的に塩辛かった時代ですから、私は内心、そんな食生活は可能だろうかと思っていました。

ところが、いまはどうでしょう。減塩志向が進み、調理師や管理栄養士、家庭の主婦などの努力の結果、食塩摂取量は１日あたり平均約10ｇにまで減りました。昔に比べれば摂取量は半分以下です。しかし、いまもなお塩分はさまざまな病気の原因であり、さらなる減塩の必要性も指摘されています。

それでは、食塩の毒性について見てみましょう。

どんなものでも、量をとりすぎれば毒性があると前項でお話ししましたが、あらゆる食品には「半致死量」というものがあり、これを通常「ＬＤ50」と呼んでいます。実験動物にある物質を投与していき、対象数のうち半数が死亡する物質の量を指します。

ＬＤ50の値が低いのは、ある物質を摂ると少しの量で死に至るという意味ですから、その物質の毒性が強いということを表します。逆にＬＤ50の値が高ければ、その物質の毒性は弱いということです。

たとえば、食品添加物のなかでも避けたがる人が多いものに保存料のソルビン酸がありますが、そのＬＤ50は体重１kgあたり７・４〜12・５gです。食塩のＬＤ50はどうかというと、４・０gです。**つまり、多くの人が忌避するソルビン酸よりも、実は食塩の毒性は強いのです。**

実際にはソルビン酸は添加物として食品１kgにつき１gも使われていませんから、その意味では、使用された漬け物を一度に１kg食べたとしても、ソルビン酸については体への不安は少ないのです。ちなみに、日持ち向上剤グリシンのＬＤ50は７・９g、ベーキングパウダーなどに含まれる重曹は４・３gで、いずれも食塩より毒性が弱いといえます。

私はここで、毒性が強い食塩を摂るのはやめようといいたいのではありません。繰り返しお伝えしているように、なんでも摂りすぎれば毒だということです。

「天然」の食べものが、使用目的で「添加物」に変わる

私たちにとって身近な食べものや飲みものが食品添加物になるといったら驚かれるでしょうか。

通常、食品とは、それ自身をそのままの状態で食べることができるものや、調理することによって食べられるものを指します。

食品添加物は、食品の製造や保存のために一定の目的のもとに意図的に使われるものを指し、「一部の例外」を除いて、それ自体を食品として食べることはありません。

この「一部の例外」が、「一般飲食物添加物」と呼ばれるものです。

食品衛生法では、「一般に食品として供されるものであって添加物として使用されるもの」とされています。

普通に食品や飲料として市場に出回り、人々の口に入っているものがほかの食品の製造

過程で加えられる場合、その食品や飲料は食品添加物ということになるのです。
たとえば**ブドウ果汁**はそのままでもジュースとして飲まれていますが、ほかの清涼飲料の着色のために使用することもあります。この場合、ブドウ果汁は食品添加物とみなされます。

同様に、カレーの黄色い色はおもに**ウコン（ターメリック）**によるものですが、スパイスとしてでなく、着色を目的としてウコンを使うなら、食品添加物ということになります。イカ墨などこれに当たります。

また、酒類を製造するとき、濾過《ろか》しやすくするために**小麦粉**や**寒天**を加えることがあります。

寒天は羊羹《ようかん》の成形にも使用されますが、この場合、小麦粉や寒天が製造用剤として食品添加物という扱いになります。一般飲食物添加物は厚生労働省が通知するリストに掲載されており、現在約１００品目あります。

普段食べているものなら添加物として扱わなくてもいいのではないか、と思われますか？

食品添加物として指定するのは、安全性を確保するためです。取り決めをしておけば、粗悪な品を使う可能性を限りなくゼロにできます。

「添加物として使うなら、規格試験に準拠したものでないと使ってはいけない」という縛りを設けることで、私たちが食品を安全に飲食できるようにしています。

名前を聞いただけで体に悪そうな「○硝酸」とは

食品添加物は嫌われものです。厳しい試験をいくつもクリアし、食品安全委員会が安全性を評価したものでなければ厚生労働省は許可をしません。それでも、

「食品の表示のところに書いてある薬みたいな名前のやつが添加物でしょう？　そんなものを口に入れるのはイヤだ」

「劇薬のような名前もあるじゃないか」

こんなふうにいう方もいらっしゃいます。

私は、食品添加物の名称にもイメージが悪くなる原因の一つがあるのではないかと思っています。

たとえば、ほとんどのハムやソーセージには、亜硝酸塩や硝酸塩という食品添加物が使われています。

役目は発色剤です。名前の中に「硝酸」や「亜硝酸」という文字があるので、強酸性の消防法により危険物に指定されている劇物の**硝酸と同じではないかという印象を持たれることがありますが、別物です。**

肉は時間とともに変色しますが、ハムやソーセージが黒っぽくくすんだ色をしていたら食べる気が損なわれませんか？　亜硝酸が発色剤としてハムやソーセージに用いられるのは、食品中の血色素などの有色物質と反応して、その食品の色を安定させる働きがあるからです。

もちろん鮮度をごまかす目的では決してなく、その証拠に、**色が鮮度を見分ける重要な情報となる生肉には発色剤を使用できない**ことになっています。

亜硝酸使用の歴史は古く、とくにヨーロッパでは大昔から、**肉に岩塩をつけると色が変わらず美味しさは増し、食中毒のリスクが減る**ということが体験的に知られていました。岩塩がなぜそのような働きをするかというと、含まれている亜硝酸が、食中毒菌であるボツリヌス菌に対し効果を発揮するためです。

現在、欧米諸国では、恐ろしい食中毒を引き起こすボツリヌス菌の増殖を阻止する目的で保存料として使われており、使用量も日本より多く許可されている国もあります。

また、硝酸塩や亜硝酸塩は、野菜などにも多量に含まれています。

実際、私たちが摂取する**硝酸塩や亜硝酸塩の量は、ハムやソーセージからよりも野菜などからのほうがはるかに多い**のです。添加物の亜硝酸も、自然の作物の亜硝酸も、体に入ればまったく同じだということがはっきりわかっています。

「亜硝酸」という名称にはあまりいい印象を抱けないかもしれませんが、その効果は非常に高く、私たちにとって有益な物質だということをおわかりいただけたでしょうか。ときどき、

「食品メーカーが自社製品を売るために必死で商品名を考えるように、食品添加物も、もっとイメージのいいネーミングにしたらいいのに」

といわれることがあります。

個人的にはそうかもしれないと思いますが、厚生労働省は国際的に通用する名称で、かつ正確に周知したいと考えているので、なるべく化学名で、あるいは一般名を用いるのは理解できます。

使う量も、必要なものは食品衛生法で決められていますし、実際、市販食品を検査すると、許可されているにもかかわらず使用されていないものや、基準値の半分以下しか使用していないものが大半です。

また、「亜硝酸と肉のジメチルアミンと反応して、発がん物質のジメチルニトロソアミンが生成するので危険！」という人がいます。しかしその後の研究でそこに**還元性の物質があればその反応は阻害される**ことが分かりましたが、そのことはなかなか伝わりません。

野菜の中にはビタミンCやポリフェノールなどの還元性の物質が含まれています。肉と野菜を一緒に食べればいいですし、念のためメーカーは**亜硝酸を加えたものには必ず還元性物質であるビタミンC（アスコルビン酸）やエリソルビン酸を加えています。**

こんな実験で誰もが「合成着色料は怖い」と思い込まされる

非常にいい効果があり、安全性が確認されているのに、ネーミングの印象のせいで損をしている食品添加物の例を、もう一つご紹介しましょう。

それは「タール色素」という着色料です。きれいな色の和菓子や、焼きそばにのせる「紅しょうが」、カレーのお供の「福神漬け」など、私たちの身近にある食べものに使われています。

タールというと、道路の舗装などに使うあのコールタールがすぐに思い浮かびます。あんなにどろどろしたものを添加物に？　と思うでしょうが、以前はあのコールタールを分離して、色素だけでなく数え切れないほどの化学薬品が作られていました。コールタールはさまざまな物質を含んでおり、医薬品にとっても、とても大切なものです。タール色素も、いわば原料をもとにつけられた名前といえます。

現在では、タール色素の原料はコールタールではなく石油に代わっています。コールタールにしろ、石油にしろ、そのままの状態を口に入れるわけではなく、**化学原料の出発点であるだけ**の話です。

さて、食品のパッケージの表示を見ると、「食用赤色○号」「食用青色○号」「食用黄色○号」とあるのをご存じでしょう。これらがタール色素です。昔から「食紅《しょくべに》」と呼ばれて和菓子などに使われたのは「食用赤色2号」というと、わかりやすいでしょうか。

巷には、「鮮やかすぎる色の食べものはなるべく避けたい」という人がよくいますが、**日本人の摂取量平均値は、通常、食品添加物の一日摂取許容量（「ADI」：その量であれば毎日一生涯食べ続けても健康に問題ない量）の1％未満。アイスクリームに添えられる缶詰めの赤いさくらんぼでも、着色料は微量しか使われていません。**このようにまったく安全であるにもかかわらず、着色料にはなぜか、とても抵抗感が強い人が多く見られます。

実は、着色料には使用量の規制がありません。というのは、量を多く使用すると色が濃くなりすぎたり、苦味が出たりして買ってもらえません。規制を設ける必要がないからです。外国製のキャンディーをなめると、ときに苦味を感じることがあるのは、日本より多くの量が使われているためです。

ある一時期、日本の食品メーカーは、同一商品で都会用に薄い色、地方用に色の濃いきれいな色のものを作り分けていたことがあります。昭和40年代ぐらいまでは鮮やかな色がつけられた食品のほうが売れましたが、時代とともに、薄い色を好む傾向が都会から広まりました。現在では、日本中で色が極めて薄い色が好まれるようになりました。

本当は体に何の影響もなくても**着色料に敏感になるのは、目に見えるからです**。とくに学校教育で「実演」をされたことをきっかけとして、着色料を嫌いになる人は多いようです。

家庭科の先生が、タール色素を使っているジュースと、無着色のジュースにお酢を入れたビーカーに、白い毛糸をそれぞれ浸します。タール系色素はウールに染まる性質を持っているので、タール色素を使ったジュースの毛糸は染まり、無着色のほうの毛糸は染まりません。

先生が2本の毛糸を取り出して生徒たちに見せ、

「ほら、着色料を使うとこんなに染まってしまいます。皆さんのお腹の中はこんなふうになってしまうんです。着色料なしのほうは染まらないですね」

といううと、生徒たちはお腹の中が染まってしまう「着色料は怖い」と思い込まされてしまいます。

もしも私がその教室にいたら、遠慮がちに手を挙げて、こういうでしょう。

「先生、**人間のお腹の中はウールでできているんでしょうか**」

かき氷のシロップなどで舌が赤くなった記憶から、お腹の中まで染まるのではと思う人もいますが、あれは舌に凹凸があるために色素が付着しているだけです。少したてば色がなくなることからも、染まっているのではないことがわかります。

念のため知人の内科医に尋ねてみたことがありますが、着色料で人間の内臓が染まることなどあり得ないと一笑に付していました。

現在、指定添加物として使用が認められているものは、着色料に限らず厳密に安全性が評価され、確認されています。

よく、「よその国では禁止しているものもある」という人もいますが、先進諸国は日本と同じくその国々で許可制をとっているので、色素にしても国によって許可している数が違います。禁止ではなく許可していないだけです。

ところで「着色」とは逆の事柄になりますが、市販されている袋入りのもやしで「無漂白」と書かれているものがあります。では、そう書かれていないもやしには漂白剤が使われているのかというと、まったくそうではありません。

もやしは無漂白なのが当たり前です。旧厚生省時代に、加工をしていない生鮮食品に漂白剤を使うことは認めないとする通知が出されており、もし漂白剤を使っていれば違反になります。「無漂白」という表示があっても、あくまでそれは売る側の宣伝文句にすぎません。

許可されていないものを使用すれば食品衛生法違反ですが、「許可されていなくても使用していないのだから不使用と書いて何が悪い」という論法もあるようです。優良誤認というか、不見識に思いませんか？

コンビニ弁当より手作り弁当のほうが危ない!?

「コンビニやスーパーのお弁当には、防腐剤や添加物がいっぱい入っているんでしょう？　やっぱり自分でつくったお弁当が安心だね」

こんなふうにコンビニ弁当は危険だという人がいます。

しかし、ちょっと考えてみましょう。手作りの弁当にはまったく食品添加物が入っていないのでしょうか。

「だって、家庭で弁当を作るとき、食品添加物なんて入れようがないじゃない。添加物はお店で売っていないから持っていないし」

それは残念ながら認識違いです。

弁当を作るとき、ウインナーやソーセージ、ちくわやかまぼこといった市販の食品を使いませんか？　冷凍食品を活用することはありませんか？

それらの食品には多くの場合、何らかの食品添加物が使われています。もちろん、種類も量も規定の範囲内ですが、

「家庭で手作りした弁当には一切、食品添加物は入っていない」

と思うのは違います。

では、コンビニなどの弁当と家庭の手作り弁当の差はあるのか。

答えはＹＥＳ。それは、そこに存在する菌の数です。

たとえば**コンビニのおにぎりは、微生物学的に無菌に近い状態**になっています。消費期限も短く設定されています。なぜなら、店側が食中毒を絶対に起こしたくないと考えているからです。

どんな大手企業でも、販売した食品が原因でひとたび食中毒を出したら、信用は一気にガタ落ちです。

下手をすると、有名企業でも倒産の憂き目にあうかもしれないほど食中毒は恐ろしいので、コンビニやスーパーでは、おにぎりにも弁当にも食品の保存性を高める何らかの食品添加物を使用し、菌の増殖を制御しています。製造工場も衛生管理が厳重になされていま

す。

一方、家庭の手作りのおにぎりはどうでしょうか。

最近ではラップや型を使い、直接手を触れずにおにぎりをつくるケースも増えてきたようですが、やはり主流は、お母さんが素手で握るやり方でしょう。

石けんでよく手を洗って握ればおにぎりに付着する菌数は減らせますし、時間を置かずに食べるのなら、まず問題はありません。

しかし、登山やレジャーなど、作ってから長時間経ってから食べるとなると、市販品のおにぎりとはケタ違いに菌が増殖することになります。必ず食中毒が起きるわけではありませんが、菌数の状態でいえばそういうことになるわけです。

ただし、栄養面は別です。

コンビニやスーパーの弁当と家庭の手作り弁当を比べたとき、コンビニなどの弁当は選び方が悪いと脂質の摂りすぎになったり、食塩を過剰に摂取してしまう可能性があります。すべてに気を配って栄養バランスを整えられるという点では、家庭の手作り弁当のほうが理想的でしょう。

頻繁にコンビニなどの弁当を買って食べる人は、毎日同じ弁当ばかり選ばないこと、脂質はおいしいですが、揚げ物よりは焼き物、煮物や野菜のあえ物やサラダなども買って一緒に食べるようにすることなどで、栄養バランスに気をつけることをおすすめします。

ただし家庭の手作り弁当でも、好きなものしか入れなければ当然栄養のバランスはとれません。毎日、「唐揚げどっさりと大量のご飯だけ」「濃い味つけの焼肉をたっぷり。ご飯には必ずふりかけをかける」といったメニューでは、栄養的にコンビニ弁当以下になります。

豆腐の「にがり」だって食品添加物

「食品添加物を避けたいから、なるべく自然のものを食べています」

昨今の健康志向からか、こうおっしゃる方がよくいます。ところが、あなたは豆腐を食べないのですか？　と尋ねると、

「豆腐は日本の伝統食。もちろんしょっちゅう食べています」

という答えが返ってきます。

実は、豆腐は食品添加物がなければ作ることができません。その食品添加物とは、「にがり」です。ご存じのように、豆腐は大豆から作った豆乳を固めたものですが、にがりを使わなければ豆乳は固まりません。にがりの正式名が「豆腐凝固剤」であることからも役割は明確です。

にがりは、塩化マグネシウムや硫酸カルシウム、グルコノデルタラクトンなどの成分を

一種類以上含んでいます。こう言うと、
「にがりって化学物質だったの？」
と驚く方がいらっしゃいますが、これらの成分が豆乳を固める作用を持つので、豆腐を作るには必要なものなのです。

塩化マグネシウムを使うと早く固まり、硫酸カルシウムはゆっくり固まるなど成分によって特徴があり、豆腐の食感の微妙な差もあるため、豆腐屋さんによって使い分けされているようです。

ちなみに、やはり日本の伝統食であるこんにゃくの原料はこんにゃく芋です。昔はこれをすりおろしたものを固めて作っていましたが、いまはこんにゃく芋を薄く切って乾燥させ、細かい粉にしたものをもとにしています。どちらの場合も、食品添加物である消石灰（水酸化カルシウム）や炭酸ソーダ（炭酸ナトリウム）といったアルカリ剤を入れないと固めることができません。

クッキーやビスケット、ケーキなどの焼き菓子を手作りするときに加えるベーキングパウダーもまた、欠かせない食品添加物です。使わなければクッキーやビスケットのサクサク感はなくなり、煎餅《せんべい》のように焼き上がるでしょう。ケーキのふんわり感も味わえなくなってしまいます。

ベーキングパウダーの別名は膨《ふく》らし粉で、食品添加物の分類としては膨張剤の一種です。生地《きじ》のサクサク感やふんわり感の元となる炭酸ガスを発生するのは、私たちの生活になじみ深い重曹（重炭酸ナトリウム）です。

そして一緒に配合されている酒石酸など酸性の物質が重曹の分解を助けてガスを出すための助剤となります。多くのベーキングパウダーは、生地を練るときと焼き上げるときの2回、膨らませる作用を発揮します。

同様に、パンを焼くときに使うイーストの栄養源として使われるイーストフードも食品添加物です。塩化アンモニウムや塩化マグネシウムなど10品目以上あります。

添加物だらけの「日本の伝統食」とは

人は昔から、肉や魚を燻製《くんせい》や塩漬け、味噌漬けにして長持ちさせるなど、食べものの保存や加工にさまざまな工夫をしてきた歴史があります。

植物の実や葉、花を使って食べものに色や香りをつけ、風味や外観を向上させることも行ってきました。しその葉で梅干しを赤く色づけしたり、クチナシで栗を黄色くしたりすることは、かなり昔から行われていました。

豆腐やこんにゃくは中国から1000年以上前に伝えられたといわれていますが、豆腐を作るときに使う「にがり」や、こんにゃくを作るときの「消石灰」も食品添加物です。食の歴史は、食品添加物の歴史でもあります。

「昔の食べものは安全だったのに、最近の食べものは怖くて」

という人がいますが、江戸時代後期には、すでにオランダやポルトガルなどから薬品の輸入が始まり、化学的な方法を用いて作られた添加物が日本で使われるようになったのは明治初期からだといわれています。

当時はまだ毒性に関する知識がなく、現在は毒性があるとして食品添加物としての使用許可が削除されているホウ酸やホルマリンが保存料として使われていました。ホウ酸はゴキブリ駆除用の団子《だんご》などに使われているのをご存じの方は多いでしょう。

大正から昭和初期にかけては、やはり保存料としてレゾルシンが使われていたこともありました。使用量が少なかったのか大きな健康問題は起きなかったようですが、いま使ったらその毒性により大変な騒ぎになると思います。

昔は食品添加物の管轄は内務省で、警察行政の一つでした。後に厚生省（現・厚生労働省）管轄になって、取り締まるというよりは安全性に重きを置いた指導行政となり、昭和22年に食品衛生法が改正されてからは、より一層、安全性が重要視されるようになりました。

このような経緯のなかで、毒性などの問題により多数の食品添加物が不許可となったため、当時を知る人はとくに、

「食品添加物は怖いもの。いまも隠れた違反があるに違いない。なるべく避けたい」などと思うようですが、管轄する国の組織と法整備が変わったことにより、食品添加物の周辺事情は一変しました。

食品添加物が許可されるまでには数々の安全性試験のほか、多数の試験や検査が義務づけられ、厳しい基準をクリアしたものしか実用化されないしくみになりました。

現在の食品添加物は、食べものを長持ちさせたり、より美味しくしたりするための昔からの知恵と工夫の延長線上にあるものです。

安全性は格段に向上し、私たちが豊かな食生活を楽しむために大いに役立っていることを理解していただければと思います。

この添加物は、肉で食中毒を起こさない知恵から生まれた

少し前に、ある化粧品会社のＣＭで、製造工場の機械を細かくばらして、毎日洗浄している旨を宣伝していたことがありました。清潔な環境でつくられている化粧品だから安心して使ってほしいというメッセージが込められていたのだと思います。

食品の製造工場においては、機械や器具を徹底的に洗浄するのは当たり前です。機械関係に微生物汚染があると、食品に移行し、腐敗したり恐ろしい食中毒を引き起こす恐れがあるからです。

機械などは隅から隅まで清潔に保たれ、作業員は手などの消毒を念入りに行い、マスクや髪を覆うキャップを装着するなどして、細菌や異物に気をつける環境を整えています。

ところで、こうして製造工場の衛生的な環境が保たれるようになったおかげで食べられるようになった食べものがあります。それはスライスハムです。いまや私たちの食卓に当

たり前に登場するスライスハム。でも実は歴史の浅い食べものです。

肉を塩漬けにしたハムそのものは、おもにヨーロッパで長く食べられていました。しかし、ハムをスライスした状態で置いておくと、毒性の非常に強いボツリヌス菌が増殖して恐ろしい食中毒を引き起こしてしまいます。

では、なぜ丸ごとのハムでは食中毒が起きないのでしょうか。それは、亜硝酸塩という物質に守られていたからです。

大昔、人は動物を狩って生で食べていました。やがて、肉を火で焼いて食べると美味しくなり、生肉よりは食中毒を起こしにくいと知ることになりますが、それでも食中毒には頻繁に悩まされていました。そうするうちに、生肉に岩塩をまぶして保存すると色があまり変わらず、さらに美味しくなるうえに、食中毒の発生が少なくなることを知り、伝承していきました。

その後、この岩塩には硝酸塩という物質が含まれていて、塩漬けしている間に亜硝酸塩に少しずつ変わり、肉の発色や保存に効果を発揮していることがわかってきました。現在、この硝酸塩や亜硝酸塩は食品添加物として許可されています。

スライスハムの構想は昔からあったにもかかわらず実現しなかったのは、腐敗菌の増殖が理由ですが、菌が増えてしまう根本的な原因は、ハムをスライスするスライサーの刃が菌で汚染されていたことがわかりました。

現在、工場でスライサーを置いてある場所は、非常に厳重に衛生状態を保たれています。ほぼ無菌状態に近い環境でハムはスライスされ、スライサーは日に何度も洗浄・消毒されています。

こうして私たちは日常的にスライスハムを食べられるようになりました。あわせて硝酸塩や亜硝酸塩といった食品添加物が使用されることにより、保存性も発色もよくなっています。身近な食品にも試行錯誤の歴史が数多く見られます。

ラーメンの味を左右する添加物とは

豆腐にはにがり、こんにゃくには消石灰や炭酸ソーダ、クッキーやケーキにはベーキングパウダーといったように、その食品を作るために欠かせない食品添加物があることをお話ししました。

これらの食品のほか、多くの方の大好物であるラーメンにも添加物が不可欠です。それが、街のラーメン店で供されるめん、袋入りのめん、カップめんなど形態を問わず使われる「かんすい」です。

全国公正取引協議会連合会による「生めん類の表示に関する公正競争規約」では、中華麺を「小麦粉にかんすいを加えて練り合わせた後、製めんしたもの」と定めています。中華めんは、かんすいという食品添加物がなければ成立しない食べものなのです。

かんすいは、小麦粉の粘性を増す作用を持っています。それには化学的合成品である炭酸カリウム、炭酸水素ナトリウムなどを混合して作られています。

とはいえ、炭酸カルシウムには工業用のものもあります。これを〝かんすい〟と使用されては安全性に疑問符がつくことになりかねませんから、かんすいとして使用するためには、食品添加物としてさまざまな規格試験をクリアすることが義務づけられています。

かんすいの役割は、中華めん独特の風味やコシ、めんの硬さやなめらかさ、香りなどをもたらすことです。めんの総合的な味わいはかんすいの配分や量で決定づけられ、製品によって、あるいはお店によってめんの味や食感などが異なるのはそのためです。

私の知っている中華めん製造会社の社長に、かんすい使いのプロフェッショナルがいます。たとえば、気温や湿度などの気象条件によって、かんすいの成分の理想的な配合は異なるとし、さまざまな配合具合によるめんの味わいの変化を非常によく勉強しておられました。社長の熱心さを見ていると、その会社の中華めんが多くのラーメン店に仕入れられているのも当然と思えます。

このように添加物と無縁でいることは難しいのです。

そもそも食品添加物はなぜ必要なのか

豆腐を固める役割をするにがり、中華麺に入れるかんすい、クッキーやビスケットをふっくらさせるベーキングパウダー、ハムやソーセージに使われる発色剤などはみな、その食品を作るのに必要不可欠な食品添加物として大いに役立ってきました。

現在、多くの食品添加物が使われるようになったのは、コンビニやスーパー、外食産業が発展して、バラエティー豊かな加工食品がどんどん開発されたことが大きいでしょう。手軽に食べられる弁当や惣菜、ファストフードなどが消費者の食事の選択肢として確立したのです。食品メーカーは需要に応えるべく、品質がよくて日持ちもし、消費者のさまざまな嗜好《しこう》を満足させられる食品を提供するために、食品添加物を利用するようになりました。

そして、近年は薄味を好む人が増え、たとえば漬け物でも塩分を減らして旨味をつけ、みずみずしい食感にした浅漬けタイプが好まれるようになりました。塩分や糖分を減らし、水分を増やすと保存性は悪くなります。そこで保存料、酸化防止剤、日持ち向上剤といった食品添加物が役立つようにもなりました。

食品添加物の役割や目的は、大きく以下の四つに分類されます。

①豆腐製造時に使うにがり、ラーメンを作る際のかんすいなどのように、その食品を作るために欠かせない酸・アルカリ、濾《ろ》過助剤など。
②食中毒を予防し、食品の保存性を高める保存料や酸化防止剤など。
③品質や嗜好性をアップするもの。食品に美味しそうな色をつけるための着色料や、よい香りをつける香料、食感をよくする増粘多糖類、風味をよくする調味料など。
④食品の栄養価を高めて維持するビタミンやアミノ酸、ミネラルといった栄養強化剤など。

一方、食品衛生法での食品添加物の分類は、「指定添加物」「既存添加物」「天然香料」「一般飲食物添加物」となっています。
「指定添加物」は厚生労働大臣が指定した添加物で、2013年当初432種類となりました。「既存添加物」とは、長年にわたって天然添加物として使用されている添加物です。「天然香料」とはレモンやバニラ、カツオブシなど植物や動物を起源とする香料で、「一般飲食物添加物」は、通常は食品として用いられるものが食品添加物的な使い方をされている添加物です。たとえば着色料としても使われるウコンやココアなどがそれに当たります。

これらすべての食品添加物を合計すると、1500種類以上というとても多くの数になります。

食品添加物の使用許可を決めているのは厚生労働省で、規定通りに使われているかを厳重に管理しているのは各自治体です。各県や政令指定都市には多くの食品衛生監視員がいて、小売店やメーカーに立ち入りをして、安全性が確保されているかの監視・指導をしています。たとえば、全国の行政機関で1年間にソルビン酸（保存料）だけで20万件以上検査された年もあるなど、膨大な費用とエネルギーを使って検査をしているのです。

「何種類も摂ると複合作用が心配」という人へ

私たちはいろいろな食品から、何種類もの食品添加物を摂っています。そこで、昔からよく聞かれるのが、多数の食品添加物を同時に摂っても体に害はないのかということです。薬の「飲み合わせ」などからの連想もあるのか、食品添加物にも相乗毒性作用があるのではないかと不安に思う人が多いようです。

たしかに薬の場合は、医師や薬剤師の判断を聞かずに何種類も服用することで、体に危険が及ぶことがあります。薬はもともと飲み方を間違えると副作用があります。

しかし、食品添加物は薬と違って副作用などありません。何種類もの食品添加物を同時に摂取した場合、その毒性が「足し算」で増えることはあっても、「掛け算」で増えていくということはありません。

さらに、食品添加物それぞれの一日摂取許容量は、たくさんの食品から多数の食品添加物を摂ることを前提として決められています。同時に複数の食品添加物を摂取する場合の体の影響は、当然考慮しています。

私たちにとって身近な調味料である塩や砂糖、醤油だって、極端に大量に摂ればどれも生命が脅かされるほど危険です。しかし私たちは普段、これらを組み合わせて料理を味つけしています。

常識的な量を使っていれば同時に複数の調味料を使っても危なくないのと一緒で、現在使用が許可されている食品添加物同士の組み合わせなら、むやみに心配する必要はありません。

前にもお話しした通り、食品はいろいろな物質で構成されています。すべての成分は、化学式で書ける物質です。香りの成分等の揮発性成分だけを見ても、イチゴは200種以上、オレンジは150種以上、ビールは180種以上、コーヒーに至っては900種以上といわれているほどです。

一つ一つの成分を見ると、体によさそうな物質も悪そうな物質も当然入っています。

また、**天然の野菜には発色剤として使われる「硝酸塩」がとても多く含まれていますし、**

天然の果物には酸味料として使われる「クエン酸」「リンゴ酸」が含まれています。

グアバの話をしましたが、ほかにも杏には、保存料としても許可されている「安息香酸」が成分として多量に含まれています。食品添加物と同じ成分は自然界に数多くあります。

考えてみてください。天然の食べものに含まれるそれらの物質が、相乗作用で人の体に悪さをするとしたら、この世に食べられるものなどなくなってしまいますね。

「子どもにいくつもの食品添加物を摂らせるのは不安です」

というお母さんがいますが、食品添加物の一日摂取許容量を決めるときは、当然ハイリスク集団（赤ちゃん、高齢者、妊婦、手術後の方など）を考慮しているということをお伝えしたいと思います。赤ちゃんや妊婦さんに対しての影響を確認せずに使用を許可されている添加物はありません。

お子さんのことを心配される親御さんは多く、それは当然といえますが、そもそも20年も子どもをやっている人はいませんし、子どもは意外に代謝がいいものです。心配や不安を募らせすぎることのほうが、健康への悪影響があるような気がします。

「発がん性」が気になるという人へ

がんにかかる人は年々増え続け、1981年からは死因の第1位となりました。日本人の二人に一人は一生の間にがんにかかるといわれています。

治療法の研究が進み、昔は助からなかった症例が、いまは一命を取りとめることも多くありますが、やはり恐ろしい病気であることに変わりはありません。

いまも昔もがんに対する関心は高く、それゆえ、食品添加物には発がん性があるのではないかと不安に思う人も多いようです。

ある大学の学生たちに、

「食品添加物は人体にどのような影響を与えていると思いますか？」

というアンケートをとったことがありますが、一番多かった回答は「発がん性」でした。

食品添加物にがんを引き起こす危険性があると、まことしやかにいったり本に書いたりする「先生」がいることも手伝って、こういう結果が出たのでしょう。

しかし、食品添加物に発がん性があるものはないとしていいと思います。許可が下りる前に発がん性の有無が徹底的に調べられるからです。遺伝子に影響する発がん性に関しても、たとえ作用がごく弱くても許可されません。

万一、許可されたあとに発がん性が判明するようなことがあれば、消費者の皆さんは、すべての食品添加物を信用しなくなるでしょう。

食品添加物は国が責任をもって許可を出し、安全性を担保することで広く使用されているのですから、間違いがあってはいけません。よって、安全性の確認はこれ以上ないほど厳密に行われています。

発がん性の有無を調べる実験は、多くの場合、はじめはマウスを使って行われます。オス、メス各50匹以上で一グループとし、さまざまな量の食品添加物をほぼ一生にわたり食べさせ続けたあと解剖します。

まず、すべての臓器を肉眼で調べ、次に顕微鏡で観察して、がんがないかどうか調べます。

がんが発見された場合は、発生数の割合が食品添加物を食べさせていないグループよりも増えているかを見ます。

それは、加齢に伴って食品添加物を食べていないグループにもがんが発生する場合があるため、発生したがんが食品添加物によるものか否かを正確に判断しなければならないからです。

このように万全のチェック体制によって食品添加物の発がん性が調べられており、さまざまな試験に合格した物質だけが「指定添加物」として使われています。

食品添加物の「安全量」はこうして決まる

食品添加物は毎日の食べものや飲みものに使われているので、何といっても安全性が担保されていることが一番大切です。

世の中には仕事が忙しくて食事を作る時間がない人、食事はほぼコンビニやお弁当屋さんが頼りという人がたくさんいます。そういう人が市販の加工食品に含まれる食品添加物を一生食べ続けても、体に健康上の問題が起きないようにしなければなりません。食品への添加物の使用量は、すべての消費者の健康への安全性を最重要視して決められています。

日本では、使用が認められる食品添加物を個々に指定し、指定されていない食品添加物を使用することを禁じています。また、食品添加物の許可申請に際しては、長期間にわたり、多数の動物実験を行って確認された安全性の資料の提出がないと審査の対象になりません。

動物実験は厳重な管理のもとに行われ、体への悪影響を示す結果が一つでも出たら、そこで開発は打ち切りになります。実験が行われる施設や実験者の水準にも厳しい規定があり、安全性の資料が揃うまでには、数億円ものお金がかかります。

「動物実験だけで人体への影響がわかるのか」

という人がいますが、実験動物は人間より免疫機能が弱い生物です。その弱い生物で安全性を確認するのですから、心配は無用です。

また、さらに万全を期すために、発がんしやすい動物や、毒性物質への感受性が強い動物を使って実験が行われます。

こうした安全性試験の結果を食品安全委員会で検討し、まずその食品添加物の「無毒性」が決められます。これは、実験動物に毎日一定量の食品添加物を食べさせ、一生食べ続けても悪影響が見られない最大の用量を指します。

無毒性量が出されたら、次に人間が**毎日一生食べ続けても健康への悪影響がないと認められる一日あたりの摂取量**を求めます。この値は一般には**無毒性量の１００分の１**程度であり、**「ＡＤＩ（一日摂取許容量）」**と呼ばれます。

ＡＤＩが無毒性量の１００分の１とされるのには理由があります。人間と実験動物では物質に対する感受性が違うので、まず10分の１を掛け、年齢や性別、生活環境、大食漢や小食の人といった個人差を鑑みて、さらに10分の１を掛けて１００分の１としています。

こうして決められたＡＤＩを「安全量」として、厚生労働大臣が、その約80％の量を使用する必要性のある種々の食品に分散して許可量として定めます。

いかがでしょうか。食品添加物の使用許可量は、こんなにたくさんの手順を経て、慎重に決められているのです。

さらに、実際に食品メーカーが使用する食品添加物は、許可量よりも少ない量しか使われていないことが多いということも知っておいてください。日本人が１日に食べている加工食品に含まれる、自然界にない人工の添加物の量は、およそ０・１ｇです。

これらのことから、日常的に食品添加物が使用された食品をたくさん食べたとしても、体への悪影響は起きません。それに人間は毎日いろいろな食品を食べているため、たまま許可量を超えて摂取することがあったとしても、体に影響はありません。

全国の衛生研究所や保健所等の検査機関では食品衛生法に基づき、スーパーなど小売店の店頭からの食品の抜き取り検査を常時行って、食品添加物が正しく使用されているかを調べています。

検査件数は、東京都だけでも食品添加物は年間5万件近くに上りますが、過去、基準値オーバーで回収・廃棄された国内製品の例はほとんどありません。近年では、ほぼゼロといっていいでしょう。

以上のように、食品添加物を使用するにあたっては、さまざまな角度からあらゆる内容が精査されています。

第4章

科学的に正しい「食の安全」と「健康」を考える

――賢い消費者になるために知っておきたいこと

「安全」と「安心」をはき違えている日本人

最近は「食の安全・安心」が話題になっていますが、この言葉には疑問をもっています。**「安全」は科学によって追求できるもの**で、問題を解決することができます。しかし**「安心」は人の心情（気持ち）**であり、どんなに厳密に安全性を確認しても、なお心配だと思う人もいるわけです。

その人たちをどのようにして行政が安心させる手立てがあるのでしょうか。行政が食の安全性を推進するなかで、安心という観念も入れてしまったことが原因だと思いますが、そもそも行政が人の気持ちにまで立ち入ったことで混乱が起きている印象があります。行政が安全をしっかり担保すれば、消費者は安心します。

また、メディアの責任も大きいと思います。「食の安全・安心が脅かされる事件が起こりました」とニュース番組などで報じられると、思わず眉をひそめて見入ってしまう人は多いでしょうが、その内容は産地偽装だったりします。

日本国内のある県で生産した野菜を、有名な「○○県産のものです」といって売っていたら、とても不愉快です。味が違うかもしれません。立派な犯罪行為です。

もちろん許しがたいことではありますが、**「安全」という点ではほとんど変わらない**のではないでしょうか。このように、日本の食を取り巻く現状では、安全と安心がごちゃ混ぜになっています。

とくに食品添加物に関しては、消費者が必要以上に拒否反応を示しているように思えてなりません。この状況には、**学校教育も大きく影響している**と思います。

以前、教科書図書館というところに行き、昭和30年代から現在までの家庭科の教科書を調べたことがあります。昭和40年代は食品添加物の有用性が取り上げられていましたが、その後、昭和52年の文部省（現文部科学省）の指導要領の目標の中に「食品の加工や貯蔵法の発達につれ食品添加物が増え、食生活に益する面が多いが、不良添加物により被害もあることを理解させ……安全な食品を選択できるようにする」と記載されて以後、商品添加物について懐疑的な記述が目立つようになりました。先生が生徒を教えるための副読本はさらにひどく、食品添加物を告発するような内容が多く掲載されています。

私は大学の授業で食品添加物の話をする前にアンケートをとっていますが、

「あなたは食品添加物が好きですか？　嫌いですか？」

という質問には、大半の学生たちが「嫌い」と答えます。そして、

「中学校や高校では、食品添加物をよいものと教わりましたか？　悪いものと教わりましたか？」

という質問には、やはり大半の学生が「悪いものと教わった」と答えます。しかし、講義で正しい情報を話したあとは、ほとんどの学生が「安心していいものだ」という考えに変わります。

中学生や高校生というまっさらな時期に刷り込まれたことは、頭の中に長く残ります。そこへ、食品メーカーなどが「合成保存料、着色料は使用していません」などと謳った商品を宣伝するのですから、食品添加物の印象はさらに悪くなります。

そもそも保存料を使う必要がなく、使用も許可されていない食品にまで「合成保存料不使用」と書かれていたりしますから、どうしても消費者は「保存料や着色料は体に悪いか

ら使わないほうがいいんだな」と受け止め、さらに「食品添加物を使わない商品のほうがいいんだな」と誤解してしまいます。

自称〝専門家〟やメディア、企業などの正しいとはいえない言動の積み重ねによって、食の安全・安心は混同され、食品添加物は悪者にされています。

私はとくに食品添加物が大好きというわけではありませんが、**安全なものを消費者が誤解して忌避《きひ》することは、結果的に消費者が不利益を被っている**と思っています。

問題は、「有害性」より「量」なんです

カドミウムという物質をご存じでしょうか。多量に摂取すると、あのイタイイタイ病を引き起こす物質です。専門家の間では重要な重金属として扱っています。

しかし、私たちが普段食べているお米には、土壌由来のカドミウムがごく微量含まれています。

ギクリとするかもしれませんが、これは最近起こったことではなく、日本で稲作を始めた頃から同じです。つまり人間は歴史的に微量のカドミウムを摂取し続けてきたということであり、それでも私たちが元気に暮らしていられるのは、摂取量がごくわずかだからです。

化学物質はとことん嫌われていますが、問題は摂取量です。**量の多い少ないを考えずに、ただ化学物質ゼロを求めたら、食べられるものはなくなってしまいます。**

検査機器の性能が上がり、本当にわずかな量の物質であっても検出できるようになりました。食品から微量ながらも有害な物質が検出されたと発表されると、自称専門家や多くの報道は、**考えられないほど大量に摂取したときの毒性を伝えるため、消費者は心配になってしまいます。**

食品添加物に関しても同様のことがいえます。たとえば食品添加物を危険だと告発する本を書く人の多くは、動物実験で、どこに影響するかを知るために、人間の食生活では考えられない大量の食品添加物を投与した場合の毒性について語っているようです。

けれども、私たちが摂取する食品添加物のＡＤＩ（一日摂取許容量）として定められている数値は、動物実験で何も悪影響がなく、安全である数値（無毒性量）をさらに１００分の１にしたものを、さらに多くの食品に振り分けて許可したものです。日本の食品添加物に対する規制は、諸外国より厳しくなされています。

食品添加物が規定量を守って使われた食品で、健康への被害が起こったという報告は一つも聞いたことがありません。

もっとも昭和45年以前には中毒を２、３例扱ったことはありますが、いずれも大ざっぱな使い方によるものです。メーカーも技術進歩が目ざましく、食品衛生法が整備され、地方行政もしっかりしている現在では考えられないことです。

それなのに、根拠の定かでない食品添加物批判で、一般の消費者が意味なく不安になってしまうのだと思います。

不安なあまり、「野菜は有機栽培でなければ」「食品添加物ゼロの食品でなければ」と思ってそれを食べるのは自由ですが、そのような特別な食品を気にしない**普通の消費者の安全が確保されていることこそ、最も重要だ**と思っています。

私たちの食生活や社会環境の変化に伴い、食品の製造法や流通のしかたも変わってきています。それに対応するために、今後も食品添加物は必要であり、重要性は増していくと思われます。

食品添加物を安全に使用できるよう、安全性の確認は国家レベルで行われています。これからは消費者も「あれは体にいいらしい」「いや、やっぱり体に悪そうだ」といった意見に振り回されて感情的な判断をせず、**科学的根拠に基づいて食品添加物の実態を理解できるようになる必要がある**と思います。

真実を知ろうとせず誤解を放置していると、**まわりまわって、消費者の不利益になってしまいます。必要のないお金を消費者自身が払い、値段に見合わない食品を購入する羽目になる恐れもあります。**

多くの毒性試験を行っている研究者や食品衛生監視員も、自分の子どももみな同じものを食べています。

正しいことを知り、無用な誤解をなくすことで、本当の意味で食生活を豊かにできるのではないでしょうか。

「体にいい成分」の悪影響

東京都下在住の主婦が食肉店で買ったひき肉でハンバーグをつくって、家族で食べたところ、家族全員、のぼせや発汗、かゆみなどの症状を起こしたという出来事がありました。そのひき肉が持ち込まれた保健所の担当者から連絡があり、調べてみると、ニコチン酸という物質が含まれていました。

ニコチン酸とは、ビタミンB複合体の一つで、ピーナッツやマッシュルーム、魚、肉などの食品にも自然に含まれています。しかし、このひき肉に含まれていたニコチン酸の量は、明らかに添加した量でした。

ビタミンというと体にいいものというイメージですし、栄養ドリンク剤やサプリメントで摂っている方も大勢いるでしょう。しかしこのニコチン酸というビタミンを過剰に摂ると末梢血管が拡張して、先に挙げた症状が起こります。念のため補足すると、名前は似ていますが、タバコに含まれるニコチンとは別物です。

では、なぜこのような物質が食肉店のひき肉に多く含まれていたのでしょうか。

経験があるかと思いますが、肉は時間がたつとともに変色します。ところがニコチン酸を混ぜたひき肉は、古くなってもひきたての色が変わりません。このことを知っていた食肉店が、ひき肉にニコチン酸を混ぜていたのです。

当時、私が勤務していた研究所の所員が、ステーキ肉を買ってきてニコチン酸の水溶液を塗布したところ、何と常温で４日たっても見た目が変わりませんでした。

「何だ、これは」と触ってみると、指がジュブジュブと中に入り、汁が出てきました。それでも外見は、いましがた切り分けたかのような色でした。これもまさにニコチン酸による現象です。

実は先のハンバーグの件よりも前に、日本の何か所かでステーキやひき肉料理を食べて皮膚のかゆみやじんましんなどのニコチン酸による中毒が起きるケースがありました。

食品衛生法で食肉や魚介類等の生鮮食品へ食品添加物等を使用することは禁止です。もちろんニコチン酸使用は禁じられています。

ところがハンバーグのケースを受けて食品衛生監視員が東京都内を調べたところ、約30軒の食肉店の肉からニコチン酸を使用した肉が検出されました。ひき肉を長時間ひきたてに見せるために、ニコチン酸を悪用していたのでした。

繰り返しますが、ニコチン酸とはビタミンの一つです。たとえば市販のドリンク剤にはよくナイアシンという成分が入っていますが、これはニコチン酸とニコチン酸アミドという物質を合わせたものです。

つまり、ニコチン酸自体はビタミンとして必要ですが、過剰に摂取すると副作用が起きます。

ドリンク剤のナイアシンは適量をコントロールしていますので、通常の服用による悪影響はありませんが、

「ビタミンは体にいいからたくさん摂らなきゃ」

とばかりに大量に摂取しすぎると、元気になるどころか、思わぬ副作用が起きる原因にもなるということを知っていてほしいと思います。

食品表示で「添加物の数が少ないもの」を選んで安心していませんか

食品の表示ラベルを見ると、原材料名から食品添加物名まで、細かい字でたくさん書いてあります。見慣れない成分名も多いでしょうし、なかなかわかりにくいものです。

食品添加物については、1991年7月から、加工食品の表示ラベルには製造・加工に用いたもののすべてを明記するよう義務づけられています。

ただし、使ったものは書かれていても、その加えた量は表示されていません。以前、毒性学の大家の先生に、

「店頭の加工食品のラベルに『ソルビン酸』と書かれていたらどんなことがわかりますか？」

とお尋ねしたところ、真顔で、

「それはソルビン酸が入っているということがわかりますね」

とお答えになりました。冗談のような話ですが、どんなに優秀な先生でもそれしかわからないのが現状です。

ときどき、「原材料名欄に表示されている添加物の数が少ないものを選ぶ」という人がいますが、それでは避けたことになりません。もとより、複数使用した場合の安全性が確認されている食品添加物を避ける必要はないのですが。

前にも書いたように、その**量に関することがラベルからまったく読み取れません**。

食品表示の原材料は、使われている量の多いものから少ないものへと順に記載するルールがあり、基本的に、まず肉や魚などおもな原材料が先に書かれ、そのあとに醤油や塩などの調味料や食品添加物が記載されています。

そのほか、知っておきたいポイントをご紹介しましょう。

①食品添加物の名称は簡略名や類似名でもよい

食品添加物は、正式名称でなく簡略名称でもよいとされています。簡略名も使用してよい言葉も定められています。

たとえば、酸化防止剤で「エチレンジアミン四酢酸カルシウム二ナトリウム」という長い名前のものがありますが、これは「ＥＤＴＡ ＣａＮａ２」と略されます。

②食品添加物の用途と名称を併記しなければならない場合がある

「保存料（ソルビン酸）」「発色剤（亜硝酸Ｎａ）」のように、食品添加物の用途と名称が併記されていることがあります。

保存料、着色料、甘味料、酸化防止剤、発色剤、漂白剤、防かび剤、増粘剤（または安定剤、ゲル化剤、糊料）の用途に使用した場合は、食品添加物の名称に用途名を併記しなければなりません。

③一括名表示でよい場合もある

香料のように複数の組み合わせにより機能を果たすものは、「香料」と一括名表示すればよいことになっています。

また、動物性たんぱくを分解したアミノ酸など、数が多く、もともと食品中に存在するものは、「調味料（アミノ酸等）」というように、役割を果たす一括名か用途名を表示すればよいとされています。「乳化剤」もこれに当たります。

これらをすべて書くと表示だけで虫めがねでも読めないほど小さな字になってしまいます。

④アレルギー物質に由来する食品添加物は原材料名も併記する

アレルギー物質の表示は、2001年4月から法制化されています。

⑤最終的に食品に残らない食品添加物（製造用剤）は、表示が免除となる

食用油製造で濾過《ろか》に使われる「ヘキサン」、砂糖の原料から不純物を取り除くために使われる「石灰」や「炭酸ガス」などが該当します。

防かび剤を塗った果物、でもそれを皮ごと食べますか

グレープフルーツに「ジフェニル」という防かび剤が過量使用されたと、以前大きな問題になったことがありました。

新聞やテレビで連日報道されたのでご記憶の方も多いと思いますが、私は当時、検査する立場の者として、違反内容に相当複雑な思いを抱いていました。

なぜなら、**柑橘類は皮まで全部食べるものとして検査しなければならない**という決まりがあるからです。いったい誰がグレープフルーツを皮ごと食べるでしょうか。

しかし私たち検査する側は、いくら納得がいかなくても法律を遵守《じゅんしゅ》して検査をしなければなりません。検査対象のグレープフルーツを、果皮も果実も一緒にグチャグチャに潰して高性能の分析機器で測定し、食品衛生法の基準値70ｐｐｍより多ければ違反となるわけですが、基準値の約2倍の数値が出たことがありました。

その頃、行政からの依頼で、**グレープフルーツのジフェニルを洗って落とせるか**を試みたことがあります。水、洗剤、エタノールなどいろいろな方法で洗浄してみましたが、努力の甲斐なく除去はできませんでした。

そのとき、ある研究員が「落ちました」といって、1個のグレープフルーツを持ってきたので見てみると、金属タワシで果皮をこすったものでした。皮が削られた分だけ検出量が減っていたのです。最初は思わず笑ってしまいましたが、この結果は重要でした。**使用されたジフェニルのほとんどは皮に溜まる**とわかったからです。

柑橘類の果皮をよく見ると、小さな丸い点が無数にあるのがわかります。その点の一つひとつに精油が入っており、使用された防かび剤の大部分はそこに溜まります。だから、いくら表面を洗っても、精油部分を削り取らない限りジフェニルを落とすことができなかったのです。

私たちが実際に食べる果肉からは、ごく微量しか値が出ません。それとて、皮の部分にあったものが包丁に付着して果肉に移ったものと思われます。通常、グレープフルーツの皮は食べませんから、普通の食べ方をしている限り、防かび剤はまったく問題にならないのです。

ところが、「柑橘類の防かび剤は可食部にほとんど入りません」と私たちがコメントした直後に、

「オレンジやグレープフルーツはママレードに、レモンはレモンティーに使うので心配です」

という声が上がりました。

たしかにそうだと思い、まずレモンティーをつくって検査してみましたが、防かび剤は微量しか検出されませんでした。

防かび剤を使用したレモンを使ったので、本来ならいくらかは移行するはずです。そこでレモンを通常よりも厚く切って何枚も入れ、**酸っぱくてとても飲めないほどにして検査しましたが、基準値以下のごく微量しか検出されません**でした。

そこで、人体に毒性が影響をおよぼすかもしれない量を試算してみると、レモンを常識外にたくさん入れたレモンティーを毎日２００杯飲んでも、一日摂取許容量以下という結果でした。

慣れない手つきでママレードもつくり、検査してみましたが、やはりほとんど検出されませんでした。マーマレードは何回も水さらいをしてつくるためと思います。

現在、防かび剤は４種類許可されていますが、以前に使用されていたジフェニルとオルトフェニルフェノールは使用されなくなり、現在はチアベンダゾールとイマザリルが主として使用されています。

基準値はもちろん一日摂取許容量をもとにして決めてありますが、ジフェニルと同じく外皮まで食べるとして設定していますので、検査も皮つきで検査をしています。その結果を見ると、近年違反事例は見当たりません。

よく、これらの防かび剤を猛毒のように考えて、「使用するな」という人がいるのは知っていますが、なぜ、防かび剤を使用するのでしょうか。

たとえば、グループフルーツは、アメリカのカリフォルニアやフロリダから輸入されています。日本まで船で20日以上を要します。冷凍船を使用してもどうしてもカビが発生してしまうため、防かび剤を使用することになります。

安全性を確認して、それをもとにさらに安全性を十分考慮してから基準値を設定し、その基準値に対して違反がないかを地方自治体が常時行政検査をしています。

近年、どの県の検査を見ても違反は見当たりません。厚生労働省が行っている日本の食品添加物摂取量検査を見ると、検査の確認限度以下です。安全性は確保されています。

しかし、イヤだと思う人はグレープフルーツやオレンジ、バナナの皮をむいて食べれば、さらに摂取量は少なくてすみます。

さらに、まったく口に入れたくない人は、高級果物店で売られているとても高価なグレープフルーツをどうぞ。飛行機で輸送するため防かび剤を使用していないのが大半です。

「中国産は怖い」と思い込ませるマスメディア

食べものは国産品がいいと思って買うのは個人の自由です。しかしその裏に、「中国産の食品は危ない」という気持ちがあるのなら、ちょっと考え直してみてもいいかもしれません。

近年、日本において中国産食品を避ける人が増えるきっかけとなったのが、2001年に中国産のほうれん草から、規格を超える量の農薬クロルピリホスが検出された事件でした。しかし、健康に悪影響のあるような危険な量ではありませんでした。なぜでしょうか。

農薬の残留基準は、農作物ごとに異なる基準値が定められています。ほうれん草の場合、クロルピリホスの残留基準値は0・01ppmですが、レタスは0・1ppmでほうれん草の10倍、大根は2ppm、にんじんは0・5ppmで50倍の値が許可されています。アスパラガスに至っては5ppmで、なんとほうれん草の500倍の値が残留基準値となっています。

当時、メディアでは「残留基準値の10倍の値が検出された」「今度は１００倍の値が出た」などと報道が繰り返されていました。けれども、**基準値の100倍の値といっても1ppmですから、アスパラガスの基準値の5分の1にすぎません。**

一連の騒ぎのなかで、最も高い値のものを検出したところは、２・５ｐｐｍでした。

このほうれん草はたしかに食品衛生法違反ですから弁解の余地はありません。しかし、それは検疫所で検出されたものであるため水際で排除できたわけで、日本には入って来ず、市販されませんでした。

報道はほかの野菜の基準値情報は一切アナウンスせず、「○倍が出た」とセンセーショナルに伝えるだけなので、消費者は、中国産食品を食べると体がおかしくなるとまで思い込んでしまう人も出てしまいました。もう少し冷静な報道がされていれば、中国産食品がこんなに嫌われることはなかったのではないかと思います。

ちなみに、**野菜を洗えばかなり農薬は落ちますが、農薬の検査は洗わない検査をすることになっています。**

私は以前、中国の食品工場を視察したことがありますが、日本では真似ができないほど管理が行き届いており、そこで働く人々も優秀でした。その半面、国土が広大で人口も多いので、すべての工場が同じ環境ではありません。

とはいえ、中国産食品の安全性は、中国国内で売られているものはわかりませんが、正式なルートで輸入されてきているものに関しては、検疫所の膨大なデータを見ても問題がないと思います。日本の検疫所でのチェック体制も確立しているので、いたずらに怖がる必要はありません。実際、食品輸入における違反率を見ると、中国はアメリカやEUとほぼ同じです。

現在、中国では**輸出品については加工企業が農作物のすべてを、収穫前・加工時・最終製品出荷時の3段階で農薬検査を実施する**という入念なシステムが確立されています。

「放射線食品照射」の危険度

「これはエックス線やガンマ線などの放射線を照射した食べもの」と聞くと、危険なイメージを持ちませんか。おそらくほとんどの人が食べたいと思わないのではないでしょうか。

食品に放射線を照射することを「食品照射」といいます。日本で唯一、食品に照射を許可されているものが「じゃがいも」です。

ご存じの方も多いと思いますが、じゃがいもには、おもに芽の部分にソラニンやチャコニンといった有毒物質が含まれています。調理の際に芽を取り除くことはすでに常識ともいえるでしょう。じゃがいもに放射線が照射されるのは、この芽を出なくさせるため。すなわち**発芽防止を目的として照射が行われている**ものもあります。

「食べものに放射線なんか当てて、放射性物質が残ったりしないの？」

このような不安を口にする人もいますが、**放射性物質が食品に移行することはありませ**

ん。照射する線量は決まっており、直接浴びないかぎり、人体への悪影響もまったくありません。

食品照射の歴史は古く、1895年のX線の発見直後から、放射線の生物効果の応用が試みられていました。1952年には米国でじゃがいもの発芽防止効果が報告され、1980年代に入ると、国際機関において照射食品の安全性に関する基本的な合意がなされました。このようにして食品照射は実用化段階に入り、欧米諸国ではじゃがいものほか、玉ねぎや果物などにも活用されるようになりました。

こういった国際的な動向を踏まえて、日本でも食品への放射線照射への検討が始まりました。1972年に放射線によるじゃがいもの発芽防止が認可されたのを受け、1974年から北海道の士幌アイソトープ照射センターで照射が開始されました。国内で食品照射を行っているのは現在もこの1施設のみです。

放射線のなかで最も多く利用されるのは、日本でも使われているガンマ線です。透過力が大きいので形状の異なる食品を容易に処理できる、複雑な装置を必要とせず維持管理が容易、環境問題に関するリスクが小さい、という利点があり、これまで欧米諸国を中心に、最も多く食品照射に使われてきました。

照射の効果は発芽防止のほかにも、殺虫・殺菌、熟度調整（果物や野菜が熟れるのを遅らせること）、など多岐にわたります。しかし、わが国で食品照射が許可されているのは、前述の通りじゃがいもだけですが、放射線の殺菌効果にメリットを感じ、導入を望む食品関連企業は多数あります。

とくに香辛料を製造・販売する企業の要望は切実ではないでしょうか。なぜなら、香辛料を現在日本で行われている**加熱殺菌すると、当然、商品の命である香りが少し飛んでしまう**からです。

欧米では殺菌に放射線照射を用いているので香り高い香辛料を生産できます。日本の香辛料は、欧米のものより香りの面でどうしても劣ってしまいます。

放射線照射による殺菌ができれば、加熱が不要になります。そうすれば香辛料の香りの品質が向上し、消費者ニーズを満たせるということで、日本スパイス協会は２０００年、香辛料の放射線照射による殺菌許可要望書を厚生労働省に提出しました。しかし、いまだ許可されてはいません。食品照射の有用性は高く、国際的にも広く活用されている技術であるにもかかわらず、日本では放射能に対して心理的な拒否感があるためか、なかなか広く実用化されないのが現状です。

ところで、私たちはじゃがいもの発芽防止以外にもガンマ線照射の恩恵を受けています。それは**医療器具の殺菌**です。

昔は病院に行くと、よくピンセットなどを煮沸消毒しているのを見かけたものですが、最近は見なくなりました。それは医療器具の殺菌がガンマ線によって行われるようになったからです。しかも使い捨てです。

安全性が高く利点の多い技術を活かさないのはもったいないことです。科学的に物事を判断し、合理的な考え方のもとに、食品照射が広く活用されるようになることが消費者のためになることと思っています。

「ＢＳＥ全頭検査は多額な税金のムダ遣い」といわれた理由

ＢＳＥ（牛海綿状脳症。いわゆる狂牛病）は、いまだ完全に解明されていない伝達性海綿状脳症という病気の一つです。悪性の中枢神経系疾病《しっぺい》で、発症した牛は脳の組織がスポンジ状に変化し、異常行動や起立不能などの症状に見舞われます。

牛における潜伏期間は４～６年で平均５年と推測されています。元来は羊の病気だったものが、種の壁を超えて牛などに感染したといわれています。

イギリスで初めてＢＳＥが見つかったとき、大きな牛の脚がもつれて転ぶテレビの映像を見て、消費者は衝撃を受けました。当初は原因不明の致死性の病気と報道されたので、もう牛肉は食べられないと思った人も多かったでしょう。

当時のイギリスでは、おもに４～６歳の牛が発症しました。そこでイギリス政府は、30カ月齢以上の牛をすべて食用から除去するという政策を施行し、３７０万頭もの焼却処分を行いました。

ＢＳＥ感染牛はイギリス以外の国でも発見され、国際獣疫事務局（ＯＩＥ）に報告されたＢＳＥ発生国とその発生数は、２００６年11月現在で、アイルランド１５６１頭、ポルトガル９９６頭、スイス４６１頭、フランス９７９頭、ドイツ３９５頭でした。同時期のイギリスでは18万１３６８頭、日本は30頭に上る発生が確認されました。

当時、日本のマスコミは連日この問題を取り上げており、厚生労働省は、

「食用牛の全頭検査をしますので、安心してください」

とテレビカメラに向かって宣言しました。消費者がＢＳＥを非常に不安に感じて牛肉を購入しなくなった時期でしたので、これは適切な判断であったと思います。

その後、ＢＳＥに関する研究は進み、牛骨粉（牛の脳や脊髄、骨などの組織を乾燥させ、粉末にしたもの）を家畜の餌に混ぜないといった規制が行われた結果、２００２年を境に世界中で発生が激減しました。日本では２００２年に生まれた牛を最後にＢＳＥは見つかっていません。

日本では、都道府県が多額の費用をかけ、世界的に最も厳しい20カ月齢以上の食用牛の

全頭検査をしています（本稿執筆時点）。

この月齢を定めた理由は、過去において21カ月齢と23カ月齢の牛で陽性になったものがいたからだと思います。その際の検査方法は、特定のたん白質を検出する「ウエスタンブロット法」と呼ばれるものでしたが、これは、感度はよいけれど精度にやや問題がある方法だといわれています。ウエスタンブロット法以外の検査方法でＢＳＥ陽性と判定された検体は、別の病理学・組織学・化学的な検査方法でも陽性ですが、この2検体は、ほかの検査方法だと陰性という結果が出ています。

さて、都道府県による20カ月齢以上の食用牛の全頭検査においては、その意義について問題が生じています。

ＢＳＥの病原体である異常プリオン（たん白質が異化したもの）は、回腸部から侵入し、脊柱に含まれる背根神経節から脳に蓄積されます。全頭検査では脳を調べますが、**脳に異常プリオンが蓄積されるまでには約４～６年かかります。それなのに、４歳未満の検査を行うのは意味があるのでしょうか。**

実は、都道府県もこの問題点を認識しています。しかしすべての自治体で全頭検査を行っているため、全頭検査をやめるなら全国規模で足並みをそろえないと、消費者からの強い不安や検査続行の要望、風評被害などが出て収拾がつかなくなることを懸念する事情があるようです。そこで厚生労働省では、種々の科学的根拠をもとに、

●30カ月齢以下であれば、扁桃・回腸遠位部以外は食用として使用できる
●BSE検査対象の月齢を、現行の20カ月齢以上から、30カ月齢以上に引き上げる
●脊柱のうち、リスクのない部位（骨の突起部分）で、食肉とともに販売されても問題ない範囲を拡大する

という方針を打ち出しました。

国によってこのような判断がなされた以上、都道府県は国の示した月齢以下の検査を可及的速やかにやめて、無駄な費用と労力をほかのものに有効利用してほしいと考えています。

本来なら4歳未満の検査は無意味なのかもしれません。

おわりに

最近、「この食品には○○という物質が入っているから危険だ」「危ない添加物はこれだ」などと、食品添加物を中心に「食の不安」を煽《あお》る風潮があることを懸念しています。

「危ない」と危険性だけ強調して、人を怖がらせることは簡単です。危ない、危ないといわれれば、その物質が入っている食品は「一切口に入れたくない」「無添加なら安心だ」と思うのは当然でしょう。

しかし、こうした情報には「科学的視点」が抜け落ちてはいないでしょうか。

というのは、本文で繰り返し述べたように、食の情報は、「何が入っているか」（その物質の毒性）だけでなく「どれだけ入っているか」（量）が問題です。

私たちは毒性のある物質が含まれている食品を、一切口に入れずに生きていくことはできません。

実は、「猛毒」を毎日のように食べていることをご存じでしょうか。

誰もが知っている毒性の強いダイオキシン類。これは魚介類や肉などの食物にも含まれています。

ところが毎日摂取しても心配はありません。それは、摂取する「量」がごくごく微量だからです。


もう一つ例を挙げましょう。

「大手メーカーの食パンがカビないのは、保存料（防腐剤）をたくさん使っているからだ」という説を信じている人は多数いるようです。しかし、食品表示を見ればわかるように、一般には保存料は使用されていません。

それでも長持ちするのは、徹底した衛生管理のもとで、菌数がほぼゼロだからです。手作りパンがすぐカビてしまうのは、衛生環境が違って、どうしても細菌が増えてしまうから（袋を開けたあとは、各家庭の保存環境しだいです）。

たとえマスコミの報道でも、〝食品評論家〟の話であっても、科学的根拠のない情報をうのみにすると、あらぬ風評被害を起こしかねません。

本書を執筆するにあたり、「食の安全」に関する講演や講義で質問していただいたことなども加えました。

本書を出版するにあたっては、多大なご助力をいただきました会田次子氏、青春出版社プライム涌光編集部の野島純子氏に深く感謝の意を表します。

ここまで読んでくださった皆さんには、非科学的な情報に惑わされずに、健康で楽しい食生活を送る賢い消費者になっていただきたいと願ってやみません。

西島基弘

青春新書
INTELLIGENCE

こころ涌き立つ「知」の冒険

いまを生きる

〝青春新書〟は昭和三一年に――若い日に常にあなたの心の友として、その糧となり実になる多様な知恵が、生きる指標として勇気と力になり、すぐに役立つ――をモットーに創刊された。

そして昭和三八年、新しい時代の気運の中で、新書〝プレイブックス〟にその役目のバトンを渡した。「人生を自由自在に活動《プレイ》する」のキャッチコピーのもと――すべてのうっ積を吹きとばし、自由闊達な活動力を培養し、勇気と自信を生み出す最も楽しいシリーズ――となった。

いまや、私たちはバブル経済崩壊後の混沌とした価値観のただ中にいる。その価値観は常に未曾有の変貌を見せ、社会は少子高齢化し、地球規模の環境問題等は解決の兆しを見せない。私たちはあらゆる不安と懐疑に対峙している。

本シリーズ〝青春新書インテリジェンス〟はまさに、この時代の欲求によってプレイブックスから分化・刊行された。それは即ち、「心の中に自らの青春の輝きを失わない旺盛な知力、活力への欲求」に他ならない。応えるべきキャッチコピーは「こころ涌き立つ〝知〟の冒険」である。

予測のつかない時代にあって、一人ひとりの足元を照らし出すシリーズでありたいと願う。青春出版社は本年創業五〇周年を迎えた。これはひとえに長年に亘る多くの読者の熱いご支持の賜物である。社員一同深く感謝し、より一層世の中に希望と勇気の明るい光を放つ書籍を出版すべく、鋭意志すものである。

平成一七年　　　刊行者　小澤源太郎

著者紹介

西島基弘〈にしじま　もとひろ〉

実践女子大学名誉教授。薬学博士。1963年東京薬科大学卒業後、東京都立衛生研究所（現：東京都健康・安全研究センター）に入所。38年間、「食の安全」の最前線で調査・研究を行う。同生活科学部長を経て、実践女子大学教授に。日本食品衛生学会会長、日本食品化学学会会長、厚生労働省薬事・食品衛生審議会添加物部会委員などの公職を歴任。食品添加物や残留農薬など、食品における化学物質研究の第一人者として活躍している。

誰《だれ》も知《し》らない
「無添加《むてんか》」のカラクリ

青春新書 INTELLIGENCE

2013年5月15日　第1刷

著　者　西《にし》島《じま》基《もと》弘《ひろ》

発行者　小澤源太郎

責任編集　株式会社プライム涌光
電話　編集部　03(3203)2850

発行所　東京都新宿区若松町12番1号 〒162-0056　株式会社青春出版社
電話　営業部　03(3207)1916　振替番号　00190-7-98602

印刷・大日本印刷　製本・ナショナル製本

ISBN978-4-413-04397-7

こころ涌き立つ「知」の冒険！

青春新書
INTELLIGENCE

数学者も驚いた、人間の知恵と宇宙観	一週間はなぜ7日になったのか	柳谷　晃	PI·361
図説 地図とあらすじでわかる！	日本書紀と古代天皇	瀧音能之［監修］	PI·362
	この一冊で iPS細胞が全部わかる	石浦章一［監修］ 金子隆一［著］ 新海裕美子［著］	PI·363
図説 浄土真宗の教えがわかる！	親鸞と教行信証	加藤智見	PI·364
走りこむだけでは、「長く」「速く」走れません	やってはいけないランニング	鈴木清和	PI·365
孔子が伝えたかった本当の教え	心を元気にする論語	樫野紀元	PI·366
図説 地図とあらすじでわかる！	最澄と比叡山	池田宗譲［監修］	PI·367
	薬がいらない体になる食べ方	溝口　徹	PI·368
	プロ野球 勝ち続ける意識改革	辻　発彦	PI·369
図説 江戸の暮らしを支えた先人の知恵！	日本の暦と和算	中村　士［監修］	PI·370
	発達障害の子どもが変わる食事	ジュリー・マシューズ［著］ 大森隆史［監修］ 小澤理絵［訳］	PI·371
日々を味わう贅沢	吉本隆明の下町の愉しみ	吉本隆明	PI·372
戦国武将の謎に迫る！	諏訪大社と武田信玄	武光　誠	PI·373
	ガンになる食べ方 消えていく食べ方	済陽高穂	PI·374
	日本人はなぜそうしてしまうのか	新谷尚紀	PI·375
「つながりたい」という病	絆ストレス	香山リカ	PI·376
	「また、あなたと仕事したい！」と言われる人の習慣	高野　登 志賀内泰弘	PI·377
いま一体、何が起きているのか	変わる中国を読む50のキーワード	浅井信雄	PI·378
なぜ休みになると体調を崩すのか	週末うつ	古賀良彦	PI·379
図説 東京の今昔を歩く！	江戸の地図帳	正井泰夫［監修］	PI·380
	最新遺伝学でわかった病気にならない人の習慣	石浦章一	PI·381
	「老けない体」は骨で決まる	山田豊文	PI·382
図説 地図とあらすじでわかる！	史記	渡辺精一［監修］	PI·383
仕事が思い通りにはかどる	パソコンの「超」裏ワザ	コスモピア パソコンスクール	PI·384